看護学生のための
臨地実習
スイスイ のりきりガイド

古橋洋子 著

元・青森中央学院大学看護学部 教授

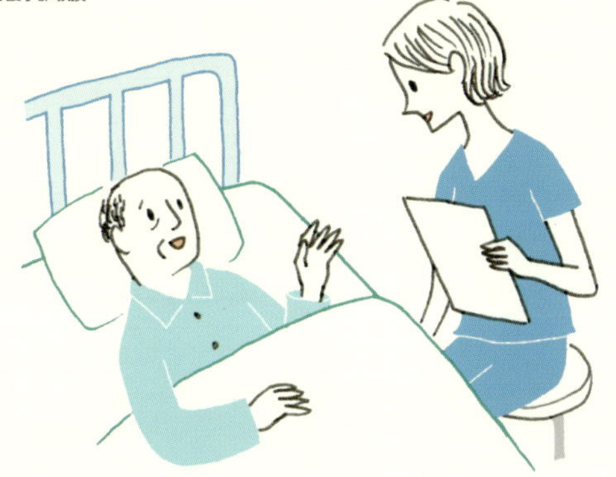

Gakken

はじめに

医療従事者になるためには，必修科目「臨地実習（臨床実習）」の履修を避けて通ることはできません．本書は医療従事者のなかで看護師を目指す方を対象にしています．

臨地実習で受け持つ対象は患者さんです．患者さんは何らかの病気をかかえて受診し，外来で検査後入院となります．多くの患者さんは，体調がすぐれないなか気分は落ち込み，とても不安な気持ちでいると思います．

そのような状態で入院してきた患者さんを受け持ちケアを行い，できる限り患者さんが治療に対し前向きになれるように，患者さんの気持ちを察しながら，学校で学んだ知識・技術を駆使して退院に向けてケアする…この実践について学ぶことが臨地実習の目的です．

学生時代は自分のことすら十分に理解できず日々悩み，解決できないこともあり悶々（もんもん）とするときがあるかと思います．しかし，患者さんの前では「明るく優しいまなざし」であることが求められます．学生さんには「そんなの無理に決まっているじゃない！」と反発されてしまうかもしれません．しかし，臨地実習が始まれば，悩みをかかえながらも患者さんに悟られないよう，ふるまうことでしょう．

そのような気持ちをかかえながら，患者さんのケアに精神を集中させ，昨日と今日の様子の微妙な変化も見落とさないよう臨地実習を続けるなかで，たとえば患者さんと次のような会話を交わしたとします．

学生さん「昨日よりも今日は少し楽になったようにお見受けしますが，
いかがですか？」
患者さん「よくわかりますね．本当に今日はとても楽なんです！」

すると，学生さんのこれまで落ち込んでいた気持ちも楽になり，悩みも少し和らいでゆくように感じられるのではないでしょうか．

つまり，われわれ人間は，人との交流をとおして相互に良好な信頼関係を築くことができれば，悩みが解消されたり軽減されたりする可能性があるということです．このような経験を積み重ねながら，人とのかかわりが本当に大切であることを実感できるのが臨地実習です．

各領域の実習では，それぞれ年齢・性別・病名がまったく異なる患者さんを受け持ちます．臨地実習では，医療従事者を目指す学生以外は経験できないことを経験でき，各領域の実習では楽しいことや苦しいことなども多々あるでしょう．臨地実習を終えて卒業する頃には，たくさんの経験をして大きく成長した学生さんたちの姿を目にします．一人ひとりの学生さんが自分が受け持った患者さんから何らかの影響を受けながら，人生の縮図を垣間見ることを通して学習できたのだと感じています．

初めての臨地実習にあたり，「どのようなことを臨地実習で学ぶのか，また，何に注意し，どのような態度で臨むべきか」をこの本では紐解いていきます．学生さんのみなさんを日頃から見ていて，著者が最も大切であると思っていることを第Ⅰ章から第Ⅲ章までページを割いて解説しています．現在の看護学の授業科目では不足していると思われる内容を「著者の親心」から章ごとにまとめて記しました．各章の内容は次のとおりです．

第Ⅰ章　相手を知るための自己のパフォーマンス
第Ⅱ章　人の行動の表現方法
第Ⅲ章　人を観察するときの基本
第Ⅳ章　患者さんが入院する病院・病棟の看護体制
第Ⅴ章　世界保健機関（WHO）・国際疾病分類（ICD）・看護診断（NANDA）
第Ⅵ章　患者さんの情報収集・観察・インタビュー
第Ⅶ章　患者さんの問題点の考え方，表現方法，記載方法

健康上の問題を抱えている方を対象に，その人が今一番必要としていることを援助する医療従事者が看護師です．的確な援助を行うためには，患者さんの様子・しぐさ・話し方・表情などを直観的に判断しなくてはなりません．そのような判断は決して簡単なことではないことを常に心に留めながら，臨地実習に臨んでください．

本書の編集・発行にあたり，株式会社 Gakken 取締役の小袋朋子氏，根気よく毎回の打ち合わせに時間を割いてくださいました編集担当の森　友紀氏には的確な助言をいただき完成しましたことを感謝いたします．

2024 年 9 月
古橋　洋子

CONTENTS

CONTENTS

カバー，本文デザイン：古屋真樹　　イラスト：大塚砂織

prologue

臨地実習

では何をする？

❶ 臨地実習の準備

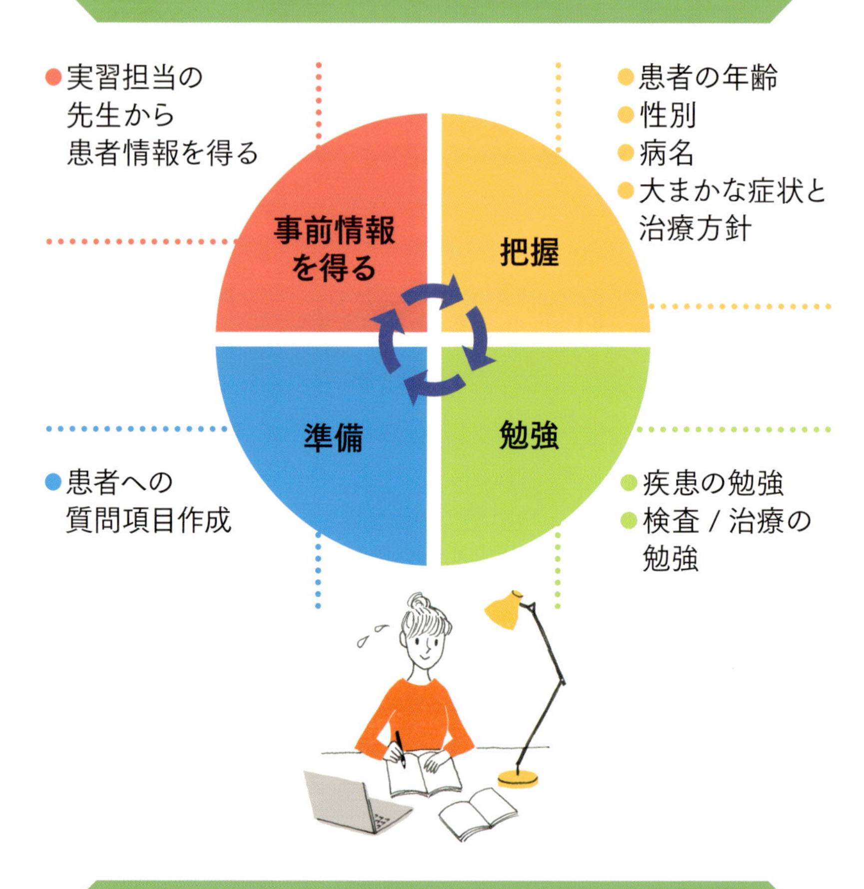

❷ 実習時の持ち物 （実習病棟に持参）

- □ **ボールペン**（ノック式　多色が便利）
- □ **メモ帳**（ポケットサイズ / 紛失しないようにユニフォームにつなぐ）
- □ **ハンカチ / ティッシュ**

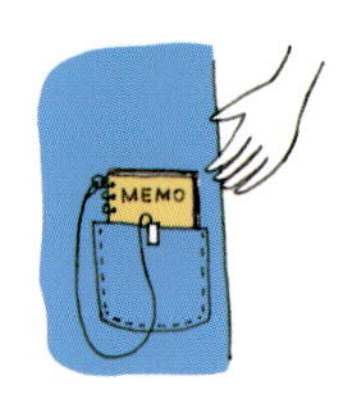

❸ ナースステーションでのあいさつ

1. （リーダーからあいさつがあった後）
   学校名・学年・何週間の実習であるか共有する

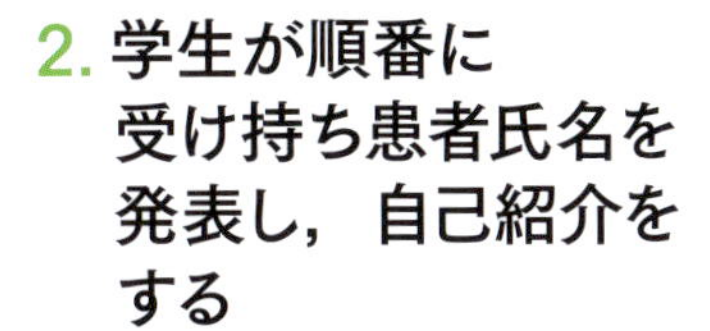

2. 学生が順番に
   受け持ち患者氏名を
   発表し，自己紹介を
   する

3. 学生個々の担当看護師が紹介される

4. 担当看護師との打ち合わせ・
   担当看護師から指導を受ける

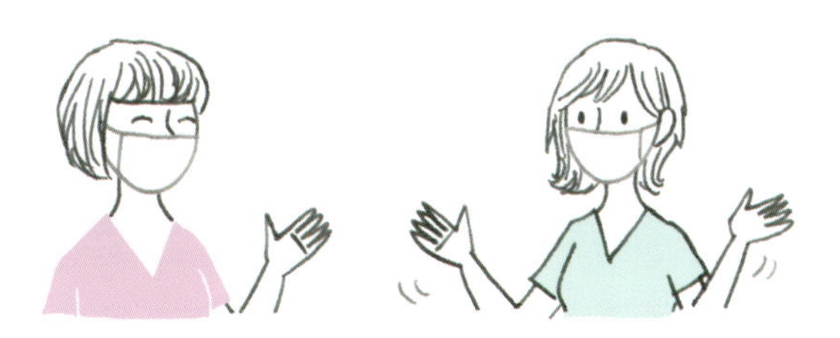

④ 受け持ち患者にあいさつ

1. 学校名・学年・氏名（名札を提示しながら）を伝える

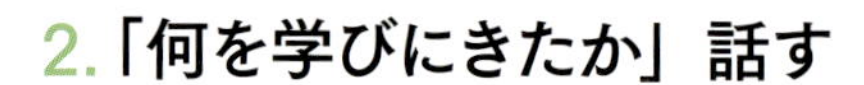

2.「何を学びにきたか」話す

3.「何日間お世話になるか」伝える

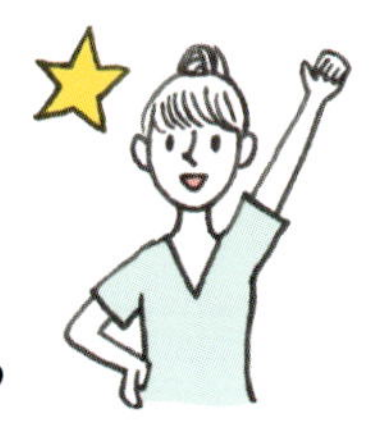

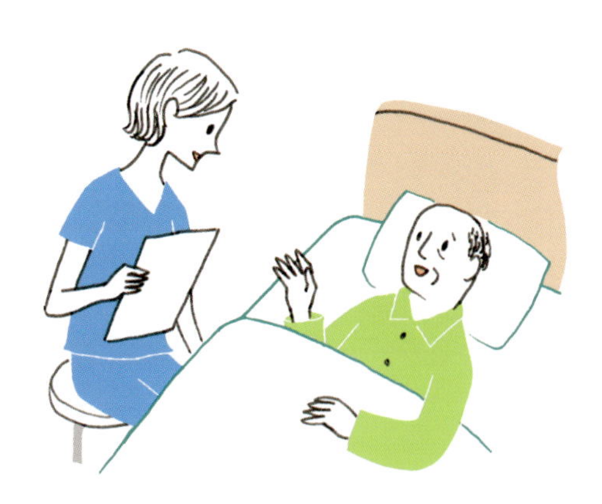

❺ 実習で学ぶこと

- □患者へのインタビュー / アセスメント
- □看護計画にそった患者ケア
- □看護記録（実施経過記録）の書き方
- □指導看護師への報告・共有の仕方

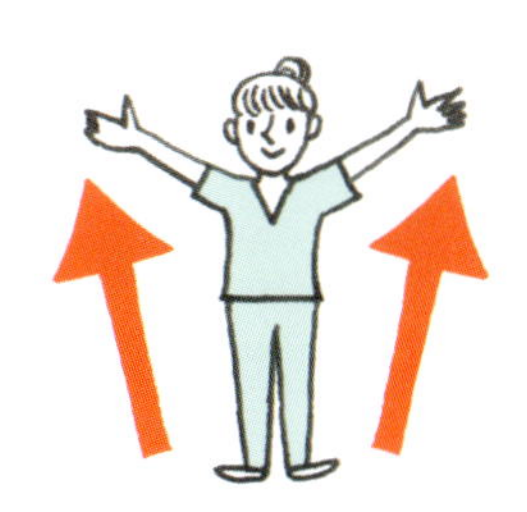

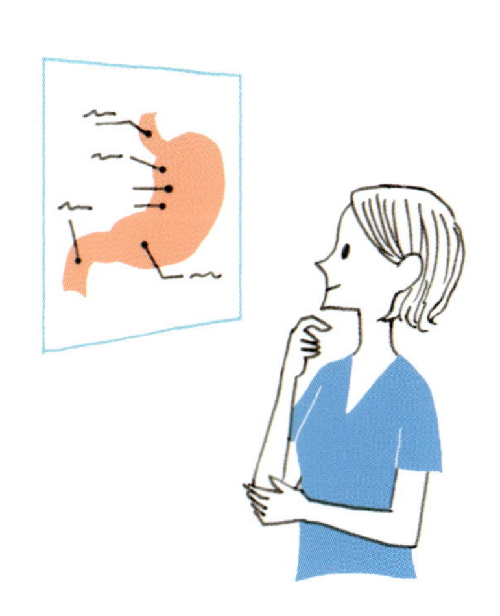

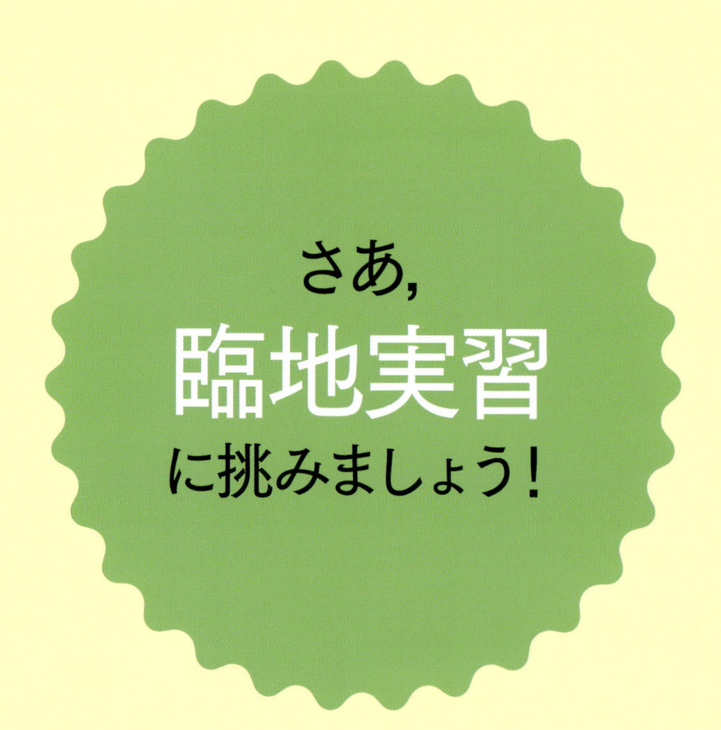
さあ,
臨地実習
に挑みましょう!

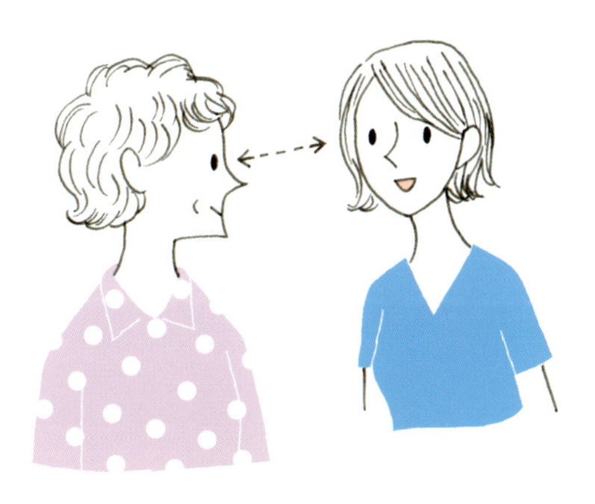

第1章

相手を知るための自己のパフォーマンス

第Ⅰ章　相手を知るための自己のパフォーマンス

1. 臨地実習・学内演習の臨み方

1）自己のコミュニケーション力（周りからの指摘は自分の話し方を見直すチャンス）

みなさんは，家族や友人から「何のことを言っているかわからない」「もっと大きい声で話して」「何を話しているのか語尾が聞こえない」などと言われたことはないでしょうか？　話す声が相手に聞こえていないということは，患者さんと話す看護師にとって大きな問題です．

ですから，しっかり相手に理解してもらえるコミュニケーション力を身につけましょう．

自分の話し方は自分では意外とわからないもので，他人から言われて初めて気づくことがあります．もし指摘されたらその指摘を受け入れて，“自分はそんな風に話しているのか……．それで相手の人は困った顔をするときがあるんだ”と認めることができると，自分自身の話し方を見直すチャンスになります．

そのとき素直に聞ける心の状態で相手と良好な関係性だと，その指摘もスッと認めることができます．

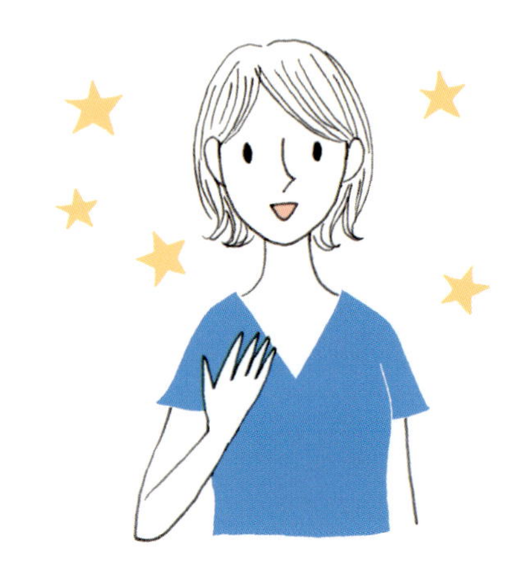

2）相手の話し方と自己表現（癖）

自分の話し方の癖は本当に気がつきにくいものです．たとえば，私はよく学生さんから「先生はすぐ“何でそう思うの？”と，聞きますよね．何でと言われてもそう思ったから…．突っ込まれても何も言えません」と言われました．そのようなときは「そうだよね．そのとき何でむしゃくしゃしたのか，気持ちを聞きたかったのよね」と，私は学生さんに謝りながら言い換えることがよくあります．

このような，「どうしてそう思うのか」と突然聞かれてもすぐ返答できないことがあります．そのようなときは，自分の思っていることを先に表現したほうが良いかもしれません．

たとえば，朝の挨拶の声に張りがなく元気がないように見える友人に「元気がないように見えるけど，どこか痛い？　具合悪いの？」と，声をかけたとします．声をかけられた友人は「そうなの，夕べ眠れていないの…．夕食の食べ合わせが悪かったのかトイレに2回も起きてね」と事情を話すと，少し気分が軽くなったりするものです．

このようにいつもと様子が違う場合，声をかけられるということは「理解してもらっている」と，少なからず安心するものです．普段から意識して声かけを行うと，自然に相手の状況を観察する習慣が身につくようになります．

3）学生同士の学び方（模擬看護師と模擬患者の演習）

看護学には，各領域（基礎・成人・小児・母性・精神など）で座学の講義と並行して，実際の看護技術を学ぶ実習があります．看護学実習室では病棟同様の環境がつくられていて，そこで各領域の学内実習（演習）を行います．

そのなかで，患者役・看護師役を設けた役割演技を行う演習があります．模擬看護師は実際さながらの看護師を演じ，今回学ぶ技術を模擬患者に実施します．模擬看護師は技術を実施し説明をしながら，模擬患者の示している反応や表情を見て，言葉のかけ方を考慮し，援助していくことになります．模擬患者は，どう援助してほしいかや嫌なことは何かなど，感想を模擬看護師に伝えます．

しかし，模擬看護師は自分の技術を実施することに夢中になり，模擬患者の様子を観察できていないときが多くあります．模擬患者のほうは実際の援助を受けることで，“このやり方は患者さんにはかわいそう”“行ってほしくない”などと肌で感じることができます．

このようにお互いの立場から学んでいくことは，実践の場に生かすことができる大変重要な機会となります．こうして，学生は模擬患者を通して患者さんの気持ちを体験し，模擬看護師としてケアをする技術の双方を学んでいきます．また，模擬看護師の行動や言葉かけを通して自分の癖や行動が嫌というほどわかりますから，自分の話し方や行動を見直すきっかけにもなるでしょう（表1）．

この実習では，「役者」になりきりましょう．「監督」は実習科目の教授ですね．

表1　模擬患者・模擬看護師のポイント

模擬看護師	模擬患者
・模擬患者に言われたことを真摯に受け止め，素直な気持ちで聞く ・どこがどのように悪かったのか，どのような声かけ・援助方法をしてほしかったかを具体的に聞く ・とても良かった点を聞く	・模擬看護師に気をつかわずに意見を言う ・模擬看護師の声かけ・患者の反応を見ているか・自己の援助方法に気を取られ，患者の様子を見ていないかなど観察する ・良かった点を素直に評価する

2. 人は相手の話し方・聞き方で話の内容が変化する

みなさんは，普段何気ない会話でどのような聞き方をしていますか．

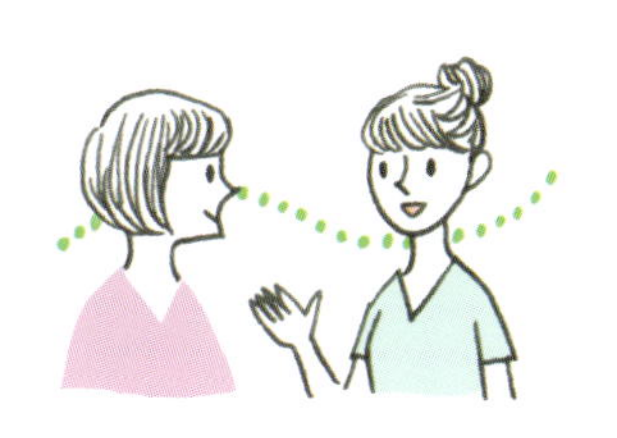

たとえば「おはよう！」と朝の挨拶をしたとします．そのとき相手の様子がいつもと違うと感じたら，「どうしたの？元気がないように見えるけど何かあった？」など，声をかけながら目に映った様子を相手に伝えます．

すると，「そう見える？　実は何となくだるいの．暑さのせいかと思っているんだけどね．眠れなかったので…」などと返答がかえってくるとします．このような会話をしながら，自分の感じたことを表現していく習慣をつけることで，相手への思いやりや直観力も養うことができます．

このような会話から，相手からは「人の様子を見て気がついてくれる人なんだ」と感心されたり，「自分のことを見ていてくれる人なんだ」と，親近感をもたれたりします．

人は相手との相互関係からかかわりが生まれ普段の生活が維持されています．そのような相互関係から人を観察する習慣を身につけることが大切になります．

3. 病院で会う患者さんはいつも初対面

大病院には行ったことがない方も，近所のクリニックには行ったことがあると思います．たとえば，喉が痛くて声が出ないから風邪かもしれない，いやもしかしたら「コロナ？」など考えられる疑問をもちながら受診したとしましょう．

そのようなときの患者さんの心の中では「専門家の看護師や医師は，私の様子をみて何かキャッチしてほしい」と思っています．

そして診察券を出し，「予約していないのですが，受診できますか？」「はい，大丈夫ですよ，どうしましたか」「喉が痛くて飲み込めないのです」「そうですか，体温を計ってください．はい体温計です」などと，会話が進むかと思います．そんなとき，「もうちょっと詳しく聞いてくれると安心する気がするのにな…」と思って順番を待つことでしょう．

診察室で，医師は「今日はどうしましたか？」と，患者さんのほうを見ます．そのときの様子で目に映ったことを医師が話してくれると，心の中で「よく表情を見ただけでわかってくれる人だ」と，直感で思います．

いろいろ表現してくれる患者さんだけではありません．医師や看護師のほうから患者さんの様子を言葉にしてくれると，患者さんは安心するものです．

患者さんからすれば「どのように今の自分の不調を表現すればよいのか」と思いつつその言葉も思いつかず，「頭と喉が昨日から痛いんです」とだけ伝えてしまうことでしょう．

これでは医師はどこに焦点を絞ればよいかわかりません．そこで「いつごろから，頭のどの辺がどのように痛いのですか？　初めてですか？」などと，医師は次々に自分の聞きたいことを言葉にして探りを入れるかもしれません．

医師　「頭の痛みはいつからですか？」
患者　「夕飯を食べたころからですね」
医師　「痛みはどの辺ですか？」
患者　「どの辺って言われても前のほうかな？　頭の上のほうかな？」
医師　「どのくらい続きましたか？」

患者　「ご飯を食べた後から…」
医師　「そのような痛みは初めてですか？」
患者　「こんなに強い痛みは初めてです」

このような問診をしながら触診していくことになります．われわれ医療者でも自分の病状経過を詳しく話すことができないときが多いのではないでしょうか？

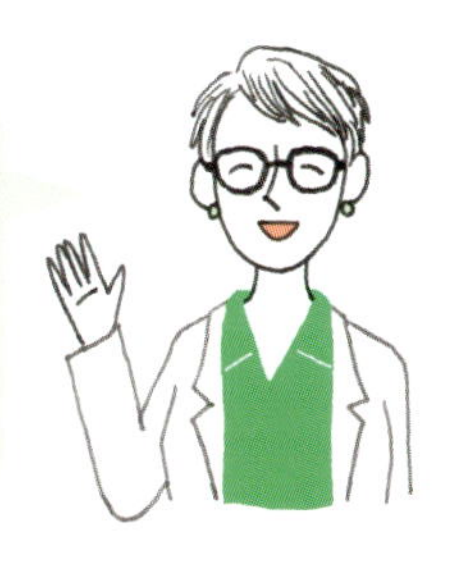

コラム

自分の健康を把握し，記録する

私は，故・日野原重明先生から学んだことをいつも心に留めています．

先生は，「自分の病気の症状に気がついたときからで良いので，記録するように指導してほしい」と，私たち学会理事によくおっしゃっていました．

医療現場でも患者さんの様子に変化があったときから記録すると，状況をしっかり解釈でき，その点を中心に波及させ，診断が進むということでした．

我が家では，家族が病気になったときは，そのときの様子など観察して記録するようにしています．年月日・時間・症状・本人の訴えなど，自分の目に映ったとおり客観的に書くように意識し，家族めいめいの病気の履歴が見えるようにまとめています．

また，自分の健康は自分自身で把握し，変化に気づけるよう意識しています．年齢を重ねると身体の異常を感じることが増え，高齢者同士の会話は健康の話ばかりです．若い頃は身体の異常を感じることが少ないため，健康を気にかけない人も多いですね．むしろ，周りから気になることを言われ心が傷つくほうが多いかもしれません．心の病は表に出ないこともあり，気がつくのが遅くなる傾向がありますから気をつけてください．

4. 自分の態度は他人からどう見られているか

1）第一印象

どこの場でも初めてお会いする人はどんな人か気になるものです．

４月の入学ガイダンスが終わり，いよいよ初めての講義が始まるとき，教員は毎年大変緊張します．学生さんも「どのような先生なんだろう」と思うのではないでしょうか．

相互関係が全くできていないときは，お互いの第一印象の笑顔・話し方が心に残るものです．つまり，表情や視線・動作が相手に第一印象を与えます．

＊

たとえば，エスカレーターに乗るとき，突然横から割り込んで来た人がいて，「すみません」とか「失礼！」と，声をかけてくれれば良いのですが，何も声をかけられないと腹が立ちます．この場合は，感情でその人を見てしまいますので，割り込まれた側は「危ない」と，にらみつけてる顔になっていると思います．

このような一瞬の出来事でも笑顔で挨拶されれば「どうぞ」と返事できて，お互い気持ちが良いものです．

2）笑顔とアイコンタクト

笑顔はとても大切です．笑顔が第一印象を良くするカギともいえます．コミュニケーション学者のジャネット･G･エルシー（Janet G. Elsea）は，「笑顔を浮かべる人は，にこりともしない人よりも魅力的だと思われる．そのうえ無表情の人よりずっと信用度が高い」と述べています．表情の乏しい人と話したときの印象を思い出してください．そのとき自分の表情はどうでしょうか？　同じように無表情であったら，お互い何の親しみも感じないかもしれません．

会話するときは，ぜひ自分から表情を柔らかくしましょう．すると，相手も何らかの感情表現を示してくれるはずです．ひとつの例が「アイコンタクト」です．とくに目と目のアイコンタクトは，何も話さなくても印象に残ります.気がついたらぜひ実践しましょう.

◉参考文献：ジャネット・G・エルシー，多湖輝訳：4分間交渉術「第一印象」の心理学．阪急コミュニケーションズ，1985.

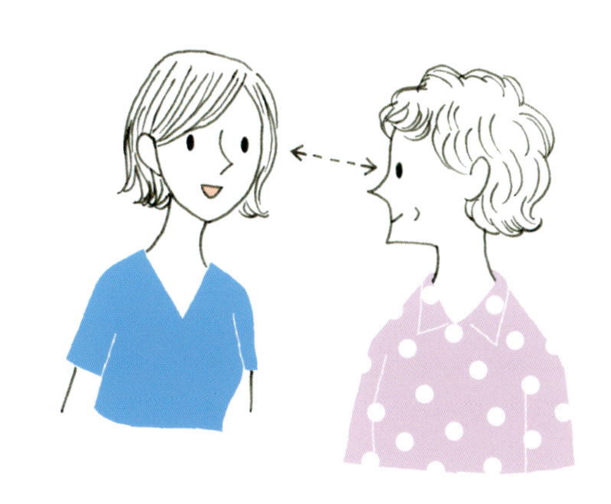

5. 自己のパフォーマンス (performance) が相手に与える影響

1）パフォーマンスとは

最初にパフォーマンスという言葉について，少し説明をします.

日常的に「あの人のパフォーマンスはわざとらしいし，何となく信用できない」などと，普段から使われていました.

パフォーマンスという言葉を「日常生活の自己表現」と定義し，日本に取り入れたのは，佐藤綾子氏です．現在では，国際パフォーマンス学会が毎年開催されるまでになっています.

このように，パフォーマンスという言葉は，普段から使われていましたが，学問として世に知れ渡るようになったのは，40年以上前の1980年になります.

看護学の分野で相対する患者さんは病気に悩み苦しんでおられる方が対象ですが，パフォーマンスを講義科目に取り入れている学校は少ないと思います．

2）医療職に必須のパフォーマンス力

医療界では，重傷患者に対して医療職でチームを組み，回復に向けてケアしていきます．

その時必須になるチームワークの前提は，個々人のパフォーマンス力が相互関係を円滑にしてくれます．アイコンタクトで暗黙の了解がうまれ，リーダーのかけ声でチームが動きます．このような状況でパフォーマンスが生きています．

現実のなかで，自己のパフォーマンスのあり方を分析したことがありますか？

それは自分が使う「アイコンタクト・表情を読み取る力」など，相手が言葉で表現せずとも，心の内を読み取ることが一番大切になります．

3）表情分析の研究

米国の心理学者ポール・エクマン（Paul Ekman）は，カリフォルニア大学医学部で顔の表情研究を行いました．その結果，表情は文化依存的ではなく，人類がもつ普遍的特徴であり，生得的基盤をもつことを明らかにしました．

つまり，人間は生まれもって表情が備わっており，経験的に身につくものではないということです．

実験方法は，モデルのあらゆる表情を写真に撮り，その写真を人に見せてデータを分析しました．顔の筋肉の動かし方により「怒り・嫌悪・恐れ・幸福感・悲しみ・驚き」を表していることを論文にしています．近年は上記6項目に11項目「おもしろさ・軽蔑・満足・困惑・興奮・罪悪感・功績に基づく自負心・安心・納得感・喜び・恥」が追加されました．

◉参考文献：P. エクマンほか著，工藤力訳：表情分析入門：表情に隠された意味をさぐる，誠信書房，1987.

*

こうした研究から，誰でも表情で多くの感情を表現できることがわかります．

われわれの職業は，患者さんやその家族が対象になります．「目は口ほどにものを言う」ということわざがあります．「アイコンタクト」で表現しながら患者さんやその家族に寄り添える看護師になれるように努めましょう．

これは，自分自身が意識し，肝に銘じることです．

4）第一印象は表情で決まる

人は，初めて会ったときの印象が脳裏に残り，その後の付き合い方に影響をおよぼします．

ここでいう表情とは，普段の顔の表情が人に与える印象のことを指しています．

何気ない表情が人にどのように受けとられ，見られ，判断されてしまうか考えたことがありますか？　第一印象は，表情が言葉以上に大きく影響しています．

たとえば，入学後最初の授業での挨拶が印象に残ります．“口元に笑みを浮かべて何も話さず全体を見渡している”先生の学生への印象は，「穏やかで授業が楽しそう！」などでしょう．

一方，入学早々の講義で教室に入るなり「○○講義を担当する△△です」と挨拶されたときは，言葉の印象が堅いため表情も強く映ります．すると，学生の心の中では「ちょっと怖いかな？　少し様子を見なくては…！」などと，緊張する姿勢に変わるかもしれません．

以上のように，最初に会ったときの表情や印象で「この人は嫌いだな」などと感じることもあるでしょう．

私たちは自然に過去の経験から未来を想像してしまいます．そのため第一印象は特に大切になります．わが国には昔からのことわざで「目は口ほどにものを言う」があります．

また，前述のポール・エクマンの「表情分析入門」からも明らかなことです．

*

このように，普段の生活で自分では気づきにくい何気ない表情・表現は，相手と話しているときには自分で見えませんし，自分で感じることが少ないでしょう．

しかし，喧嘩などの言い争いでは，眉間にしわを寄せ，大声をあげ怒鳴ったり，相手をにらみつけるような表情をしているであろうことは，鏡を見なくても想像できると思います．

また，そのとき悔しくて涙が出たりすると，しっかり思い出すことができます．

仮に，きょうだい喧嘩をしているときに，「何だよ，その顔は？」と，言われたことがあれば，「そんな顔なんて気にしたことがないよ！」と心の中で思ったことが，表情を思い出すヒントにつながるかもしれません．

5）臨地実習でのコミュニケーション

たとえば，アナウンサーがインタビューをするときは，その人の癖や得意としていることを前もって調べるといいますが，いざインタビューをすると準備したようにはなかなか展開しないということを聞いたことがあります．

また，航空機の客室乗務員は，不特定多数の人の様子・態度それぞれに合わせて話しかけます．アナウンサーや客室乗務員は，表情や話し方の訓練を受け，身につけ，誰でも聞き取りやすい話し方や表情を身につけている職業の代表的例かと思います．

これに比較して，われわれ専門職としての看護師や医師の教育には，会話が相互関係で成立していくことを教える教育がやや欠けているように思います．

しかし看護教育では，看護技術を学ぶ学内の実習室で，模擬看護師・模擬患者を相互に経験して学んでいきます．その際，患者の疾患・年齢・性別が設定されており，模擬患者がその患者になりきって演技します．

要するに，模擬患者の学生は患者を体験することで患者の気持ちを学び,さらに模擬看護師としてケアをすることで技術も学びます．気持ちと技術の双方とも上達していくことになります．

模擬患者になった際，模擬看護師の技術について「患者の気持ちを思いやるケアができていない」と感じた場合は，「痛いのでもう少していねいにやってください」などと伝えることにより，気持ちを伝える術を学んでいきます．

模擬看護師になった際は，技術が患者の希望に合う方法か意識する必要があります．

たとえば，その時々の患者との基本になるコミュケーションが，ぶっきらぼうに話しかけた表情と言葉であれば，患者としては「話したくもない」と思う気持ちであっても表面上は「はい」「はい」と返答し，何とも味気ない会話で終わってしまうことでしょう．

模擬患者が「話したくもない」という反応をした要因のひとつとして，模擬看護師の話しかけ方がぶっきらぼうであったことがあげられるかもしれません

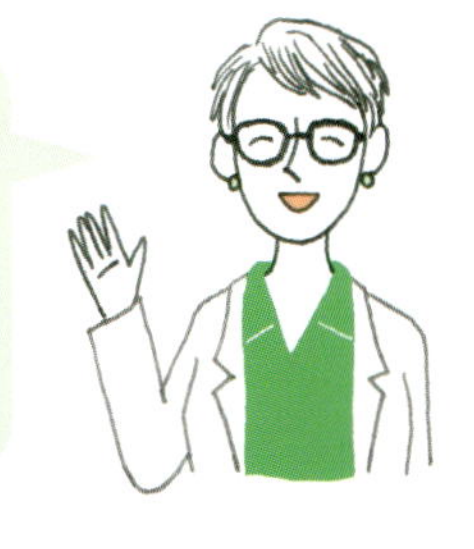

このような場面では，「自分の態度や表情がつめたかったのだろうか？」「その人を大切に思って接していなかったのかも…」「自分のケア自体に集中していて相手の表情を見ていなかったのかも」などと振り返り反省してみましょう．

自分の態度や話し方を振り返る習慣がないのであれば，「態度がつめたかったのか？」「患者の顔を見ないで話していたか？」「何か気に障ることを言ってないか？」などと，分析する習慣をつけましょう．

6）臨地実習の準備段階で…

1年生や2年生の見学実習や基礎実習では，教員が一人ひとりの患者さんに，実習生によるケアが行われることをていねいに説明します．患者さんにお願いしてまわり了解を得て実習が開始されるのです．そのため，患者さんのほうが気を遣い，やさしく話しかけてくれることがあります．

その結果，学生さんからは「患者さんがとても優しく話しかけてくださいました」という反応を聞くことがあります．学生は，患者さんが気を遣い会話が弾んでいることに全く気づかないのです．

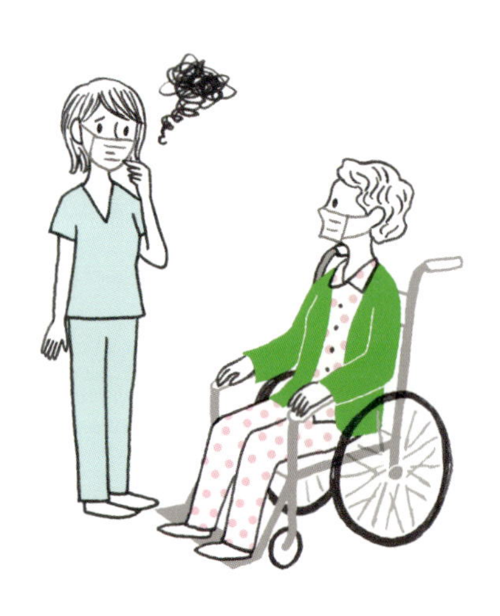

患者さんの気持ちを思いやって行うケア

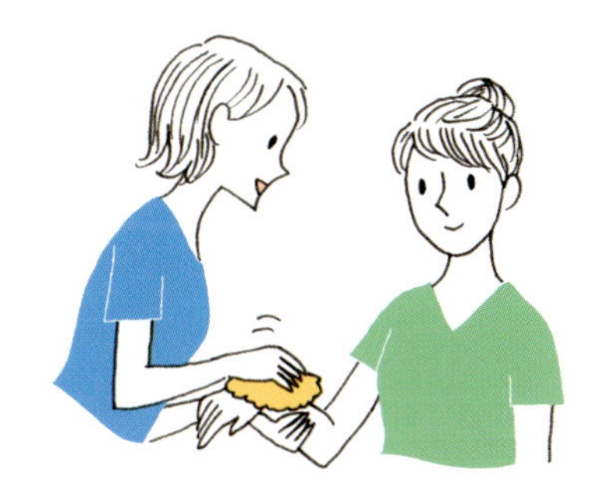

患者さんの気持ちを思いやる方法で
ケアができていないと……

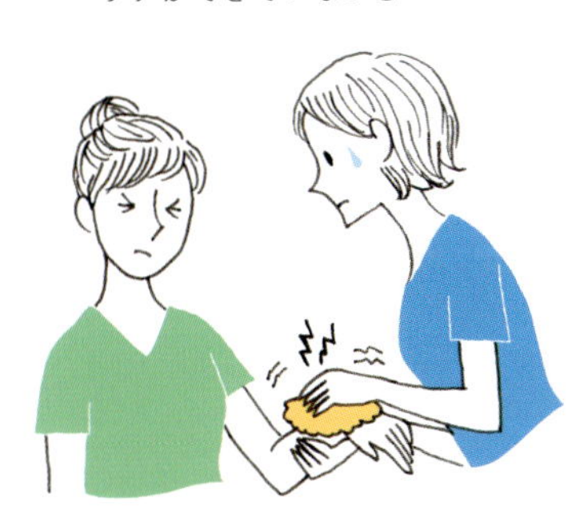

学生さんは，この見学実習や基礎実習のために教員と病院の実習指導者が，患者さんに実習へ協力いただけるようお願いしたことは何も知りません．このような場のみを経験し，たとえば4年制大学でいうと2年生の秋頃から専門領域の実習が始まることになります．その際，初期の見学実習や基礎実習とは違い，専門領域の実習は大変難しく感じることでしょう．

病院では，重症で落ち込んでいる患者さんや，手術後の回復が遅れて落ち込んでいる患者さんなどさまざまな方がいます．そのような患者さんにどのような態度・表情をとればよいか悩み，途方に暮れてしまうことがあるかもしれません．

みなさんが目指すこのような状況のときの看護師は，相互関係を成立させるパフォーマンスを十分に活用し，ケアを学んでいくことが大切です．このようなときこそ，自己のパフォーマンスが生きるときです．

ここで，私の経験をお話ししましょう．歯科クリニックの受付で予約票を出したときの会話です．

受付スタッフ　「保険証！」
私　「あっ忘れました．すみません」
受付スタッフ　「予約時間まで 15 分あるので取りに行ってください」
私　「え！ 15 分で往復できません」
受付スタッフ　「では診療が終わったらすぐ持ってきてください」
私　「わかりました」
（以前も保険証を忘れたときがあり，そのときは，「月末まで持って来てください」と言われました．忘れた私がいけないのは十分わかっていますが，あのつめたい表情は，なんだか嫌な気持ちになりました）

受付スタッフに何か嫌なことがあったのかもしれませんが，いうなれば，私はお客様です．歯科クリニックはこの街中至る所にあり受付はクリニックの顔です．「受付スタッフはおだやかで優しい表情で明るかったらいいのに，こんなぶっきらぼうでつめたい印象だと患者さんは逃げてしまうかもしれない」と思いました．

これと同じことは，一般病院の外来でもおきます．

要するに，初めて会う人には第一印象を良くするように努力することが大切です．外来では具合が悪くやっとの思いで病院にたどりついた患者さんが来るかもしれません．そこでスタッフから矢継ぎ早に説明されても理解できないかもしれません．

スタッフの立場になった際には，今，自分がやらねばならないことが山積みで余裕がない状況になるかもしれません．余裕がないときこそ落ち着いて冷静でありたいものです．

そのためには，普段から自分はどのような表情や態度で人と接し

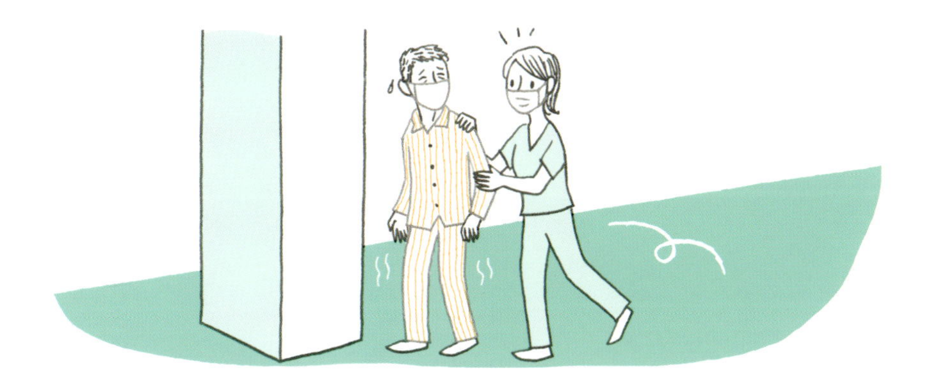

ているのか自覚する必要があります．これこそが，人と上手な関係性を保つことができる方法の第一歩かと思います．

そこで次のような自己分析してみましょう．

- 自分の欲求や不満に関する感情を顔に出してしまっているか
- 相手が表す感情・態度を自分は読み取っているか，感じているか

上記２点は，相互関係の理解を深めるポイントになります．

自分は，相手のさまざまな思いを感じながら相手に伝えているつもりでも，自分の表現方法に問題がなかったかなど，反省してみてください．

反省の例として，「忙しそうにしているところに割り込んで話しかけてしまったか」，それであれば「あのような態度や表情をされても仕方ないか」などと，振り返る必要があります．

また，言葉に出さなくても表情・態度を瞬時に観察して読みとることは，医療職として最も大切なことです．

「自分はいつも相手の気持ちを推し量って話をしている」と，自信をもっていえるでしょうか．会話中急に黙ってしまった相手の態度に疑問をもてば，「何か気になることを言ってしまったのか？表情が暗くなったけどどうしてだろう？」などと気づくことができたのなら，相手を観察できているということになります．

本章では，相手を知るために自身を知り，自己のパフォーマンス力を高めるために必要なことをお話ししました．自分磨きを続けて素敵な看護師になってください．

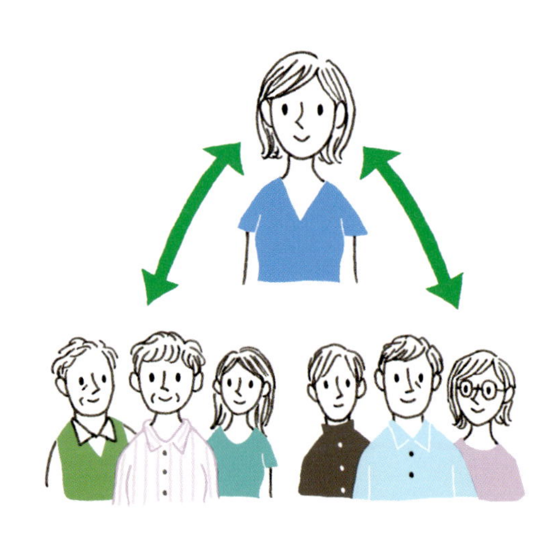

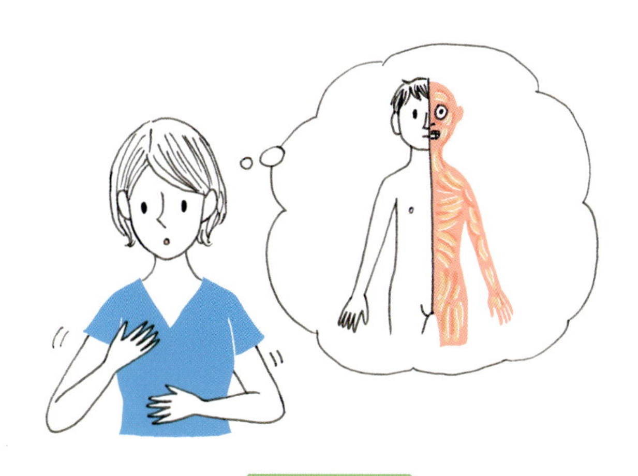

第II章

人の行動の表現方法

第II章　人の行動の表現方法

1. 人の表現方法

人の様子に対しての表現方法はたくさんあります．しかし，それぞれ自分の目で見て相手の様子をそのまま表現できるでしょうか？

話し言葉で表現する場合，自分が感じたことを口に出して話してみることをお勧めします．自分自身がコミュニケーションをとっているときの表現方法について，あまり振り返ったことがないかもしれませんが，大雑把で良いのでぜひ思い出してみてください．どのように相手を見て話しかけているでしょうか？

①外見を見てから話す

②話し方・しぐさを見てから話す

③態度・表情を見ながら話す

④目に入ったことを，言葉にして話す

上記①～④はそれぞれタイプが異なりますが，たとえば，次の様子を言葉で表すと，どのような表現方法になりますか？

右のイラストで歩いている人を見てください．その人の様子を表の「質問」に答える形で言葉で表してみましょう．

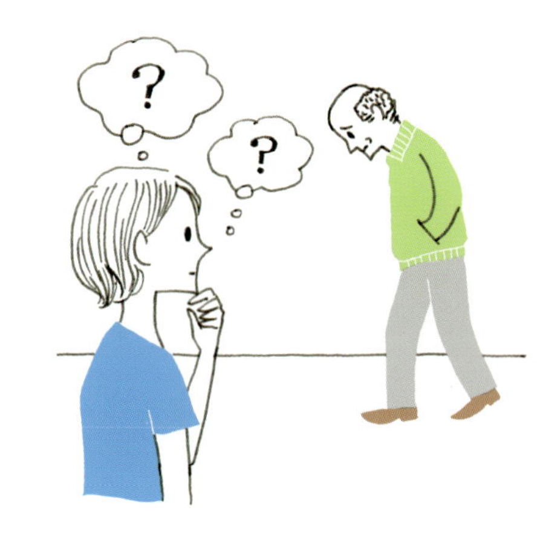

質問	回答例 1	回答例 2
この人の様子を言葉で表現してください	下を向いて歩いてきます	70 代くらいの高齢者が歩いてきます
どのような歩き方ですか？	とぼとぼ歩いています	落とし物を探しながら歩いているように見えます
手はどうしてますか？	腰あたりにあるように見えます	寒いのかポケットに手を入れているように見えます

同じ質問に対する答え方の違いについて考えてみましょう．回答例 1 と 2 を比較してみてどのような違いに気がつきますか？

回答例 1	回答例 2
「下を向いて歩いてきます」 「とぼとぼ歩いています」 「腰あたりにあるように見えます」	「70 代くらいの高齢者が歩いてきます」 「落とし物を探しながら歩いているように見えます」 「寒いのかポケットに手を入れているように見えます」

回答例 2 は，見ている人の判断が入っています．下線部は観察者の想像や主観が入っているところです．

このように質問に対して回答をする形をとり分析すると，同じ人を観察しても人により表現の違いが見えてきます．回答により相手がどのような人を想像しているか理解できます．

人を観察し頭の中で自問自答しながら思いを巡らす訓練をしてみると，観察のヒントになるものです

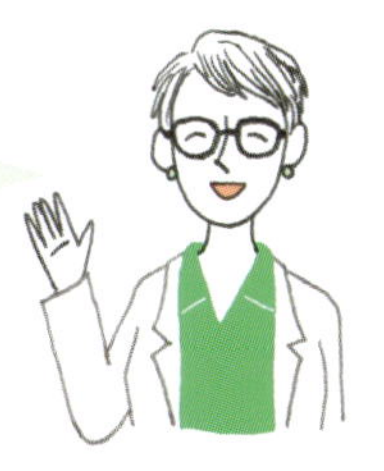

回答例 2 の下線部は，観察者の判断が入っていますが，たとえば「高齢者」と判断した場合，観察者には判断基準があったはず

です．観察者の頭の中にある高齢者というデータを集めて「70代くらい」とまで言い切った根拠は何であるかを，問うことができます．

コラム

スマホ脳

私は電車の中が混雑しているときは本を読んでいますが，空いているときは乗客を観察する癖があります．近頃はスマートフォン（スマホ）を見ている人が多いです．あるとき，右隣の女性の人差し指が画面上に円を描いているように動いていました．それはどうもゲームのようでした．左隣の女性は洋服の写真を次々とスクロールして見ていました．ちゃんと見ているのかわからないくらい速く画面をスクロールしていました．

このように誰もがスマホを持ち歩いている時代に，一昔前によく見受けられた光景に出会いました．それは地下鉄の車内で，制服を着てランドセルを背おった小学1～2年生くらいの児童が本をむさぼるように読んでいる姿です．終点の駅に着くと本を読みながら改札口まで行き，改札口を出るときにしおりをはさみ，移動しました．このような光景を見ると何となく微笑ましく心が落ち着くのを感じます．

スウェーデンの精神科医アンデシュ・ハンセン（Anders Hansen）の著書『スマホ脳』では，うつ状態になる人にはスマホ依存症が多く，睡眠時間も少ないというデータを示しました．また，SNSは現在最強の「インフルエンザ」と表現され，人間の脳は悪い噂が大好きということもあり，スマホの依存症に警笛を鳴らしています．スマホは時代の贈り物で，便利で手放せないのですが，仕事中や就寝中も電子音を鳴らし，思考や睡眠が中断されてしまいます．このような状況が続くと今後人体にどう影響を与えていくのか想像できませんが，看護師としての対応を模索する必要性も出てきそうです．

◉参考文献：アンデシュ・ハンセン，久山葉子訳：スマホ脳：新潮新書，2021.

2. 人の様子を観察し，ありのままに言葉で表現してみよう

「様子」という言葉の意味を辞書で引いてみると「ありさま・状態・姿・身のこなし・素振り」とあります．

今，患者さんが診察室に入って来たと想像してみてください．

また，あなたは夜勤の看護師のつもりで朝の患者さんの表情について目に映った様子を声に出して言ってみてください．

——診察室に入ってきた患者さんに

看護師　「腰が痛そうですね．椅子までサポートしましょう」

患　者　「腰が痛くて痛くて苦しいです」

——朝目覚めた患者さんに

看護師　「夜はぐっすり眠れていたようですね」

患　者　「そうなんですよ！ いつもより良く眠れました．ありがたいです」

下線部のように患者さんの様子に一言添えて介助すると，患者さんは「この看護師さんは私のことをよく見てくれている」と安心するものです．

さらに，昨夜は寝返りばかり打っていた様子だったら「眠れていなかったようですが，どこか痛みでもありましたか？　それとも周囲がうるさくて眠れなかったのですか？」と声をかけ，「カーテンを半分閉めておきましょうか？」などの心遣いを示すと，患者さん側からすると大変心に響くものです．

3. 人の体の不調時の様子と表現

前述のような考えのもと，人の様子を観察する表現方法を考えてみましょう．

表1は，とある400床ほどの総合病院の午前中の外来の様子について私の目に映った内容を要約したものです．

ちなみに，病院によっては自動再来受付時に呼び出し受信機を受け取るシステムを採用しているところもありますが，この病院にはありませんでした．また，この病院ではサポート係のようなスタッフは見当たりませんでした．

外来の総合受付や待合室で患者さん，付き添いの家族やヘルパーさんを観察し，目に映った様子を，外来の受付から一連の流れに沿ってまとめています．

表1　観察時の状況と人の様子

場所・状況	様子
病院玄関	・熱の測定機の前でよろよろして静止できない
自動再来受付機	・診察券を財布から取り出せない ・診察券の裏と表がわからず受付機の前で立ち止まっている
外来受付	・隣の人を見て，同じように受付票をオレンジ色のファイルに入れる ・自分が受診する外来受付がわからずうろうろしている ・オレンジ色のファイルの受付票を確認しようとしない ・数秒うろうろしてから他の患者に聞いている ・受付外来の電光掲示板に番号を見つけ，受付票を窓口に出す ・受付スタッフ「健康保険証をお持ちですか？　お借りしてよろしいでしょうか？」 ・受付スタッフ「お名前・生年月日を教えてください」「ありがとうございました．○○の番号の前でお待ちください」 ・受付スタッフの質問にはっきり答えている
待合室	・お腹をさすっている ・無表情で周囲を見渡している ・ぐったりしている ・ガサガサと音をたてて新聞をめくっている 周囲の人が眉をひそめてその様子を見ている ・自分の番号がないか電光掲示板を確認している
表情	・眉間にしわが寄っている
話し方	・ぶっきらぼうな言い方をしている ・話もできないくらいぐったりしている ・そっぽを向いて話す ・もごもご話して何を言っているのかわかりづらい ・スタッフと目を合わせようとしない ・耳が聞こえないのか，「レントゲン室はどこか」と職員に大声で聞いている
歩き方	・右の膝を曲げ左足を引きずっている ・キャスター付きカートに寄りかかって歩いている ・杖をつきゆっくり歩くが，杖を持つ手が小刻みに震えている ・車椅子を患者の息子と思われる人が押している ・自力で立ち上がることができない
付添い	・リュックサックを持ったヘルパーらしい人が付き添い，患者と話している ・息子（娘）と思われる人が付き添い，退屈そうに表示板を見ている
会計	・再来受付の番号札と会計表示を見比べている

これらは，すべて相手を観察した内容を言葉として表現したものです．

外から見ると「あなたの様子はこのように見えます」といった言葉を投げかけてみると，言葉を投げかけられた人は「そうなんです！」とホッとする表情になるものです

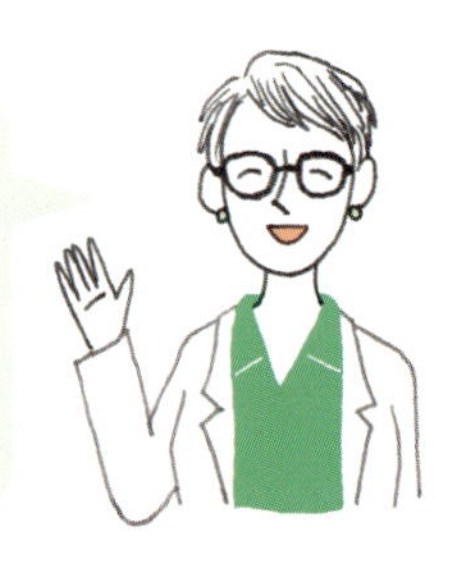

たとえば，「ヘルパーさんと何を話されていたのですか，楽しそうでしたね」「あらそうですか？　ヘルパーさんは私のことをよくわかってくださって本当に安心なんですよ．だから楽しそうに見えたんですね．うれしいです」など，患者さんもヘルパーさんも心を開いてくれます．そのような何気ない会話で患者さんの心理を推し量ることができます．

看護師は，患者さんの様子について目に映ったことを「○○のように見えますが」と語りかけることが大変重要になります．

なぜ，それが重要であるかというと，私たち医療職は，患者さんの様子・苦痛の部位を患者さんに代わって医師に報告する義務があるからです．そのため,「苦しそうに見える,どうしたんだろう」と，心の中で思っていても声に出し，確認し，相手にそのことを伝え，痛みがある部位を触ってみることが大切になります．

このような看護師の観察の眼を養うには，自分自身が普段から人を分析的に観察する習慣を身につけることです．

＊

看護師として働く場合，患者さんの様子を観察することは，最も大切になります．これは，生涯医療職として働こうと考えたとき，一番重要です．常に自分の観察力を磨く必要があります．このことは絶対忘れてはいけません．

4. ナイチンゲールの観察習慣を身につける方法

フローレンス・ナイチンゲール（Florence Nightingale）の「看護は観察に始まり観察に終わる」と述べた言葉はあまりにも有名です．ここでは，ナイチンゲールが『看護覚え書』の中で示した「正確にすばやく観察する方法を身につける」ための興味深い訓練方法を紹介します．

ある父親が息子の教育を目的に次のような訓練を 1 か月間行いました．

父親が息子を連れて玩具店の前を急ぎ足で通り抜け，その後で父親と息子はめいめい，ショーウインドウを通り過ぎるときに見た品物をできるだけ多く紙に書き出し，店に戻ってその正確さを確認しました．父親は 30 品目くらい，息子は 40 品目も書き出し，しかもほとんど間違わなかったといいます．

このことについて，ナイチンゲールは「正確な観察習慣を身につけないかぎり，我々がどんなに献身的であっても看護師としては役に立たないといっても間違いでない」と，観察の重要性を説いています．

◉参考文献：フローレンス・ナイチンゲール，湯槇ますほか訳：看護覚え書，第 8 版，現代社，2023.

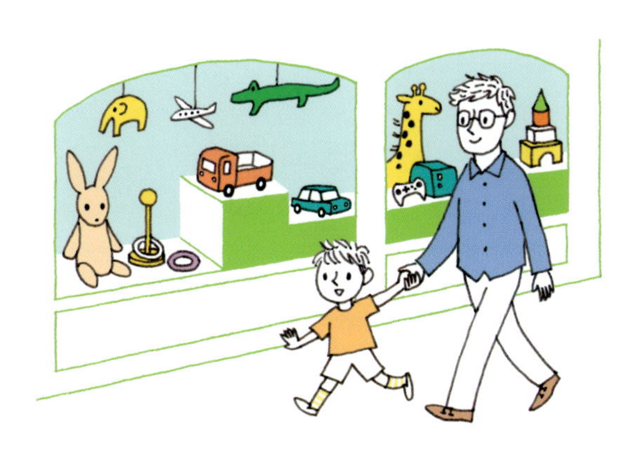

看護の道を目指す場合，人の様子を理解することが大切になります．

それは，たとえば患者さんに話しかける場合．その患者さんの年齢などを推測しその方に合わせた言葉を選びながら，相手に伝わるように工夫することが大切です．そのとき患者さんが「不審そうな表情」をしたら，すばやく言葉を選び直して伝えること．表情は大切な判断材料になります．

このすばやい反応の切り返しは，ベテランの看護師でも大変難しいものです．しかし，学生時代から心して相手の表情・様子の観察を通して表現できるように心がけていくことが必要ですね

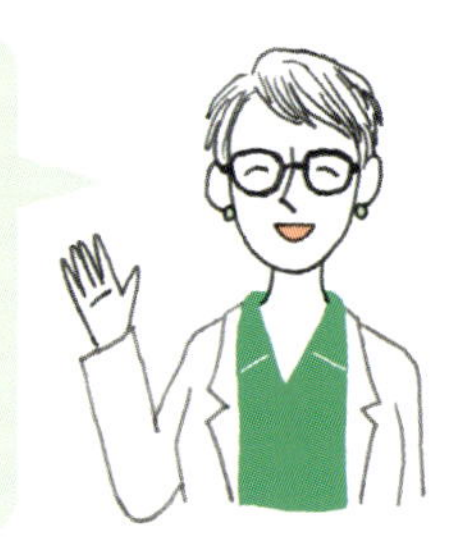

そのためには，人間を理解すること．まず人体の構造を知り，その機能･はたらきを知ることが最も大切です．思い出してください．小学校などの理科室・保健室に人体模型があったことを．人体模型を見ながら自分の体と比較してみるとより勉強になります．

「一番外側には皮膚がありますね．その下には筋肉があって…」というように，体の中に入り込んでいくという手法を使い確認してみましょう．

5. 表現する際に使う言葉の理解

入学すると授業科目に「解剖学」「生理学」があります．各学校により開講時期がまちまちで科目名が異なっているかと思いますが，必ず人の体の作られ方・各臓器のはたらき方について学ぶと思います．この授業科目は専門職である看護師には必須です．この基

本の「体の成り立ち」を理解していないと次の勉強に進めません．

そこで自分の体を分析的にみて基本を学んでいくと良いと思います．最初はできるだけ自分の目で見える範疇，体全体の表面を覆っている皮膚の状態から見ていくのはどうでしょう？

・手の爪や足の爪を比較して見るのは面白いと思う
・爪はどうして硬くなったの？
・足の親指はどうして巻き爪になりやすいの？
・足を組んだり正座したりすると，しびれるのはどうして？
・どこが刺激されるとビリビリ感が出てくるの？
・ビリビリと感じるのはなぜなんだろう？

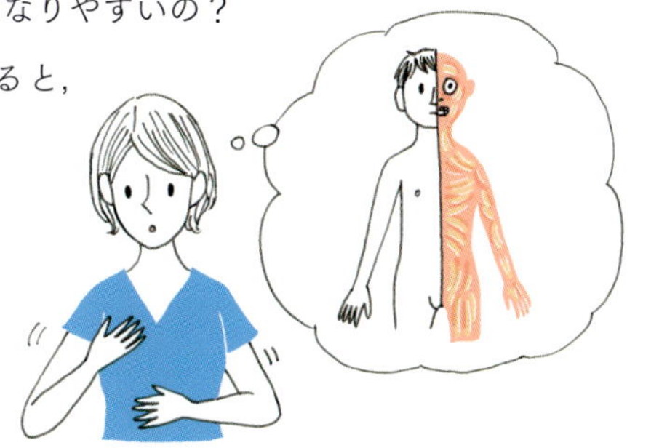

きっとこのように追究していくと，自分の体を知ることにもつながり興味がもてるようになると思います．

6. 体の異常の表現方法

体の異常について考えてみましょう．今までにない痛みを感じると不安になるでしょう．たとえば，朝起きて右足が急に痛いとき「おかしい，どうしてこんなところが痛いのだろう？　いつもはなんともなく階段の上り下りができたのに，今日は右足のつけね（鼠径部）に違和感がある．昨日なにか無理なことをしたかな？　右足を上げると痛い．左足は何でもない」などと，自己判断をして自己の生活を振り返ることになります．

そのときの表現方法は，患者さんによりまちまちで，「今感じている痛みを表現する言葉がみつからない」と言う方も多いものです．
そのため医療職である看護師は，表現できない患者さんのために，その患者さんの様子を代弁できるよう，「痛みの表現玉手箱」のようなものをもつ必要があります．

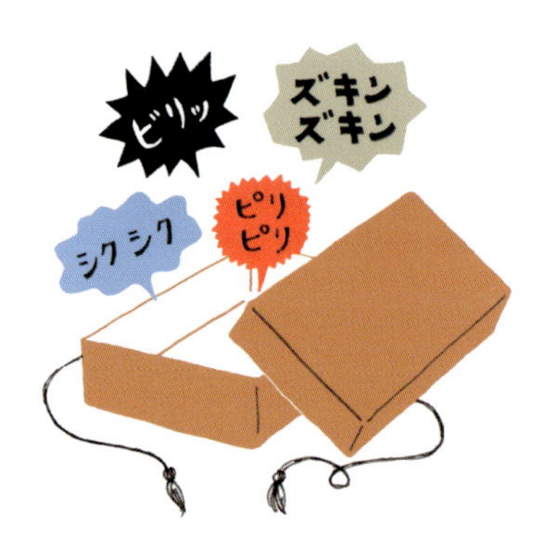

ここで私の経験です．私は「スキー骨折」を2回しています．
骨折の痛みについて，時間の流れを感じてほしいので，状況を以下に，痛みについて表2にまとめてみました．

骨折時の状況

――脚の激痛で起き上がれず，その場で倒れたままの姿勢でいる

➡滑っている人に助けを求め，スキーパトロール隊に連絡してもらう

➡スノーモービルで移送され，タクシーで診療所へ向かう

➡骨折と診断され，シーネ固定される

➡宿泊所へタクシーで移動する

表 2　痛みの表現

痛みの部位	痛みの様子
骨折部位	・打撲・骨折部位にズッキンズッキンと脈打つような痛みがある ・骨折部分がみるみる腫脹し下肢全体の痛みが強くなり，内出血で薄紫色になる
胃	・食事をとったあといつも胸のみぞおちあたりが痛む．しくしくする痛み．30 分くらいするといくらか治まる感じがする ・焼けるような痛みがある ・刺すような痛みがある
腹部	・おへその下あたりがズキンズキンと絞られるように痛い ・おへその下あたりがギューと押されるように痛い
頭	・頭の左耳の上あたりがズッキンズッキンと脈打つように痛む ・眼を開いていられないくらい痛い
腰	・お尻のあたりがズッキンズッキンと痛い ・まっすぐ立っていられないが，腰を曲げて歩くと少し楽になる ・横になって寝ているのが一番楽で，痛みが軽くなる
脚・膝	・右膝が何もしないのに腫れている感じがして膝を曲げられない ・右足首をひねったようで，ズキンズキン痛い
腕	・左腕の肘を曲げるとビリッとくる
皮膚	・しみるように痛い ・ヒリヒリと痛い ・痛みはないが，乾燥しているように皮膚が引っ張られるような感じがする ・ピリピリする
目	・異物が入ったようにゴロゴロする ・煙が目にしみる ・白目が充血している
鼻	・鼻の粘膜がピリピリする ・おできができているような感じがする
歯・舌	・頭の先まで響くようにズキンズキンし，何も食べられない ・歯ぐきが腫れ，ブヨブヨし，冷たい物がしみる ・舌と唇が赤くただれて熱い物・冷たい物がしみて何も食べられない

体の異常の表現の仕方についていかがでしたか？　「痛みの表現玉手箱」をもって痛みの様子を適切に表現できるようになりましょう

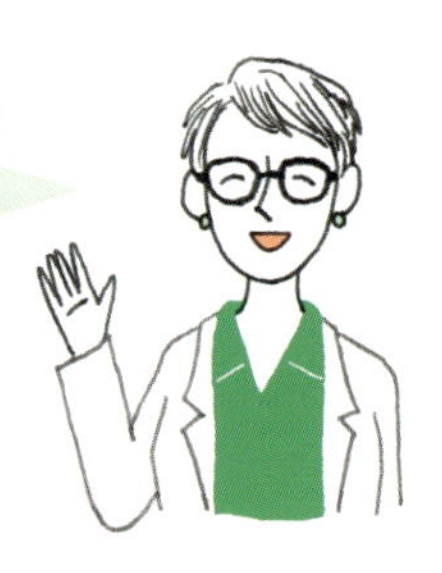

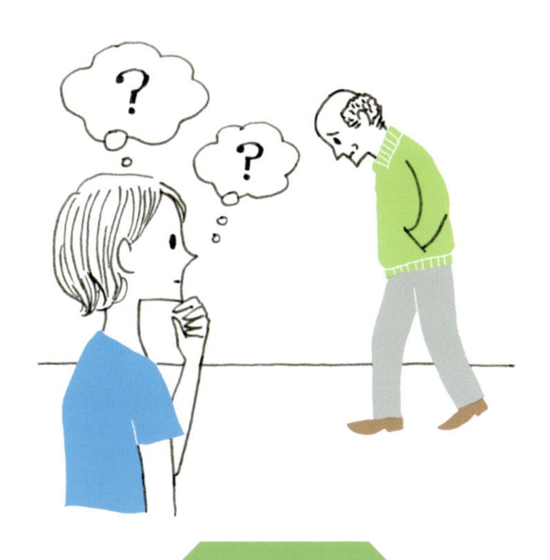

第Ⅲ章

人を観察するときの基本

第III章　人を観察するときの基本

1. 看護って，相手を知ること！

看護師は昔から，病気になった人の世話をしてくれる人であると認識されていると思います．また，小さい頃に注射をされた覚えがある人は，看護師は注射をする人と自己の経験から理解している人が多いと思います．

しかし，いざ看護の道を目指して，その道に進もうと思ったとき「看護って何？」と問われると困ってしまうかもしれません．

「看護」という言葉を辞典で調べてみると，「看」は「みる」，「護」は「まもる・たすける・かばう」とあります．

「目で見て助けたり，守ったりすること」という意味になります．

それに「師」を接尾語としてつけて看護師．また「師」の使い方として，著名な先生に教えを受けた場合「師の教えでは…」などと，使用されたりします．

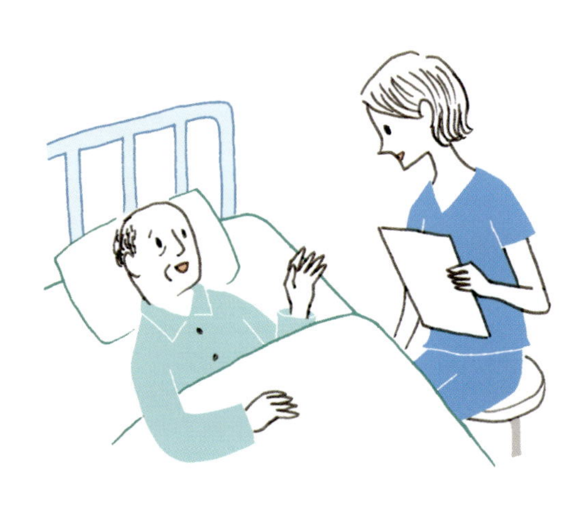

さて，人は誰でも自己表現をしたいものです．

ある患者さんが外来を受診したと考えてみましょう．

患者さんの心の中では，専門職の看護師や医師に，「私の様子を見て何かキャッチしてほしい」と思っていることでしょう．

しかし，第Ⅰ章で記したように，たとえば医師が「今日はどうしましたか？」と，患者のほうを見ます．そのとき目に映った患者さんの様子を医師が言葉にして話してくれると，患者さんは「表情を見ただけでわかってくれる人だ」と，直観で感じることかと思います．

先に述べたように，いろいろと言葉で表現してくれる患者さんだけではありませんので，医師や看護師のほうから患者さんの様子を言葉にしてくれると，患者さんは安心します．

患者さんからすれば，今の自分の不調をどのように表現すればよいのか，その言葉が思いつかず「頭が昨日から痛いんです」とだけ表現するかもしれません．

これでは医師はどこに焦点を絞って診断すればよいかわかりませんので，下記のように自分の聞きたいことを次々に言葉にして探りを入れるでしょう．

医　師　「いつからですか？」
患　者　「夕飯を食べたころからですね」
医　師　「頭のどの辺ですか？」
患　者　「どの辺って言われても前のほうかな？　頭の上のほうかな？」
医　師　「どのくらい続きましたか？」
患　者　「ご飯を食べた後から…」
医　師　「そのような痛みは初めてですか？」
患　者　「こんな強い痛みは初めてです」

このような問診をしながら触診していくことになります．われわれ医療者でも自分の病状経過を詳しく話すことができないときが多いのではないでしょうか？

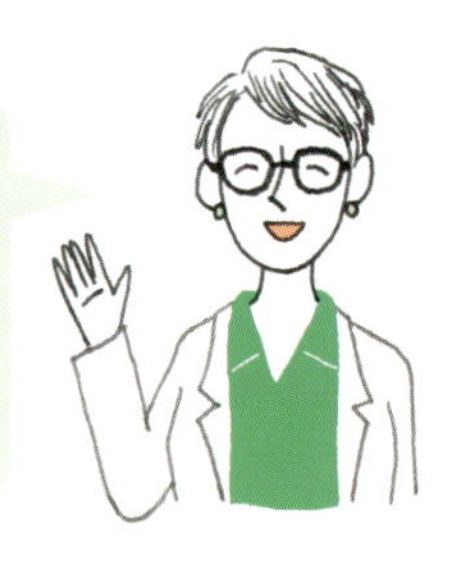

問診：医師が患者に直接質問しながら病状の様子を聞いていく方法
触診：医師が患者に手で触って確認したり，聴診器や血圧計などを使って患者の状態を診察する方法

私は，故・日野原重明先生から学んだこと（「自分の健康を把握し，記録する」p.13）をいつも思い出しております．

しかし，人の健康状態を観察し援助していくときは，やはり人間の観察ツールがあると大変便利です．そのためナイチンゲールをはじめ，たくさんの方がツールを研究して発表しています．たくさんの論文の中から自分が一番使いやすいツールを見つけられれば良いのですが，簡単ではないので，これまで多くの看護系教育機関や病院で利用されているツールを紹介します．

2. ヘンダーソンの人を観察する視点・ツール

1）看護の基本となるもの

フローレンス・ナイチンゲールが著した『看護覚え書』から，ヴァージニア・ヘンダーソン（Virginia Henderson）が『看護の基本となるもの：Basic Principles of Nursing Care』を著し，その日本語訳が1961年に発行されました．この書籍は世界30か国以上で翻訳され，患者の観察視点や情報収集の視点が明確に表現された看護教育の原点とされています（表1）．

◉参考文献：ヴァージニア・ヘンダーソン著，湯槇ますほか：看護の基本となるもの：Basic Principles of Nursing Care．日本看護協会出版会，2016

●表1　ヘンダーソンの基本的看護の構成要素

①患者の呼吸を助ける
②患者の飲食を助ける
③患者の排泄を助ける
④歩行時および座位，臥位に際して，患者が望ましい姿勢を保持するように援助する．また患者が一つの体位からほかの体位へと身体を動かすのを助ける
⑤患者の休息と睡眠を助ける
⑥患者が衣服を選択し，脱いだり，着たりするのを援助する
⑦患者が体温を正常な範囲に保つように援助する
⑧患者が身体を清潔に保ち，身だしなみよく，また皮膚を保護するように援助する
⑨患者が環境の危険を避けるように援助する．また，感染や暴行などの患者に由来する危険の可能性から他人を守る
⑩患者が他人に意思伝達ができ，自分の欲求や気持ちを表現できるように援助する
⑪患者が自分の宗教に基づいた生活ができ，自分の善悪の概念に従えるように援助する
⑫患者の仕事あるいは生産的職業を助ける
⑬患者のレクリエーション活動を援助する
⑭患者の学習を助ける

古橋洋子：NEW 実践！看護診断を導く情報収集・アセスメント，第7版，p.9，Gakken，2022より引用

3. マズローの「欲求の階層」

心理学者であるアブラハム・マズロー（Abraham Maslow）が，人間には「欲求の階層」（図1）の視点があるとして，基本的欲求の満足を得ないと人の欲求は満たされないとして説明しています．

たとえば，世界の国の実情をみてみると，内紛や戦争で食べ物・水など人間の基本となる食がないことがあります．

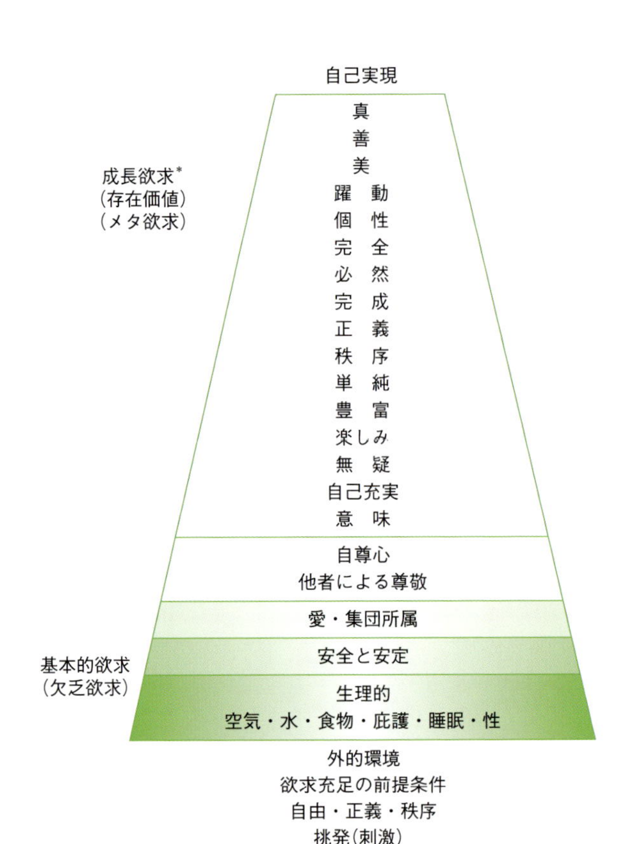

●図1　マズローの欲求の階層

Frank G. Goble 著，小口忠彦監訳：マズローの心理学．p.83，産能大学出版部，1972 より引用

また，日本は地震大国であり大きな地震が起きています．それをひとつ例にあげて考えてみましょう．

2011 年 3 月 11 日 14 時 46 分，東北地方太平洋沖でマグニチュード 9.0 の巨大地震が発生しました．東日本を壊滅状態にした「東日本大震災」(Great East Japan Earthquake) です．雪が降り，寒い時期でした．地震発生後 25 分ほど過ぎてから大きな津波が襲来し，家々が次々とのみ込まれていきました．

当時私は，宮城県の南三陸病院で毎年管理職研修を行っていて，その年の1月に訪れたばかりでした．後日慰問に訪れた際に，看護部長さんが当時の様子や思いを涙ながらに話してくださいました．

＊

5階建ての病院で4階まですべて津波にのみ込まれてしまいました．5階には患者さんのための寝具が保存されており，患者さんを5階まで引き上げている途中で津波にのまれてしまった方や看護師がいました．何とか屋上に逃げ切れた方たちは，雪が舞い散る寒い屋上で「HELP」の文字を大きく書き，ヘリコプターの救出を待っていました．症状の重い患者さんから搬送され，その間看護師は必死で患者さんの体温が下がらないように，ありったけの紙おむつを体に巻き保護しました．たまたま冷蔵庫に入っていたピーナッツを数粒ずつ患者さんに配りました．救出まで何日かかるかわからないなか，どうにかして患者さんの安全を守ることしか頭に浮かばなかったといいます．

避難所では，機転をきかせた看護師の対応に感激しました．高台にある避難所の市立体育館には，命からがら逃げてきた方が所狭しと横たわっていました．そのなかで80歳くらいの高齢女性が「鼻の管がない……」と，声にならないような声で看護師に呼びかけました．病院では経鼻カテーテルから酸素を流していた方でした．そこで看護師は「あら，外れていましたよ」と，自分の首に提げている名札の紐を鼻につけて「ほら酸素が流れた，楽になったでしょ」と言いました．女性は「ほんとありがとう……，楽になった」とつぶやきました．その後，息を引き取られたそうです．

＊

地震の1か月後，私はたくさんの慰問品を持って病院を訪れました．そのときには各国の海外救助隊により仮設診療所が設置され，病院で必要とされる顕微鏡や冷蔵庫のほか，ありとあらゆる品々が送られてきました．看護師たちはその品々を使い，患者ケアをしていました．生活で一番必要になるトイレは，被災地用に開発された簡易トイレが設置され，非常時でも効率よく処理できるように工夫されていました．お風呂は自衛隊により大きなドラム缶が設置されました．屋根付きで脱衣所なども完備してました．被災者の方々は「本当に“ほっと”できるひとときだった」と感想を述べていました．自衛隊の方が何から何まで準備してくださり，看護師たちは心を休める時間も得られたと感謝していました．

これは震災の話ですが，このような状態のとき，誰にでも大切な一番の欲求は「生理的欲求」．その内容は「空気（酸素）・水・食物・排泄・庇護・睡眠・性」とされる，とマズローは述べています．病院でも患者さんの「生理的欲求」を満たすことが最優先とされます．今一番患者さんが必要としているのは何か把握できるように，**図1**をしっかり記憶しましょう

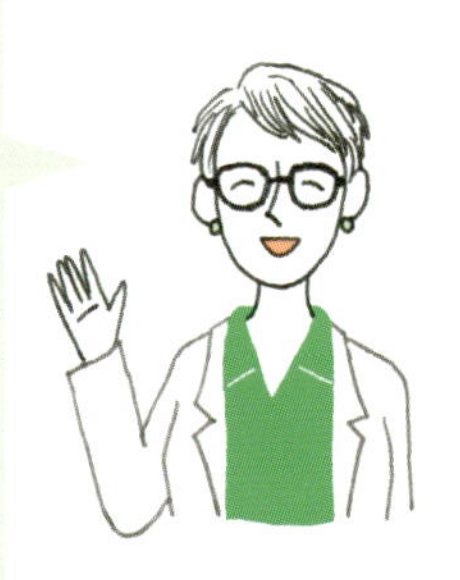

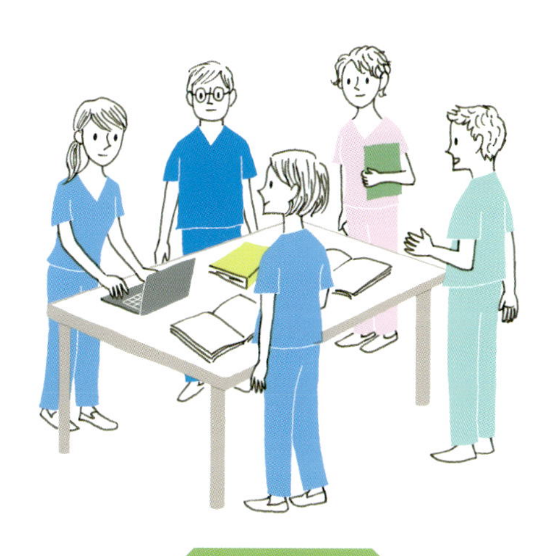

第Ⅳ章

患者さんが入院する病院・病棟の看護体制

第Ⅳ章　患者さんが入院する病院・病棟の看護体制

本章では，一般的な総合病院で患者さんが入院してから退院するまでを例にして説明いたします

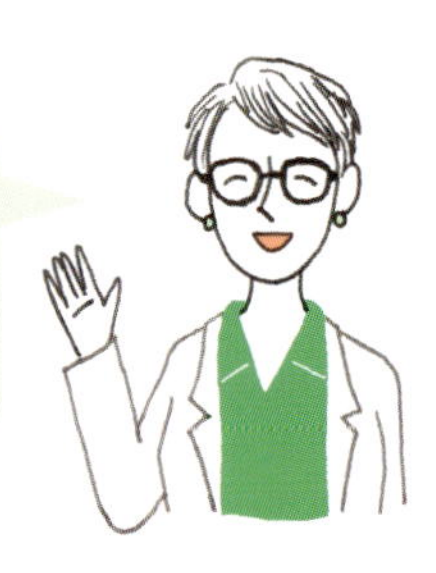

1. 患者さんが入院し，受け持ち看護師が決定するまで

まず，患者さんが入院するまで医療職はどのようにかかわるのか説明します．

外来受診し，さまざまな検査を行った結果，入院し治療するかは，患者さん・ご家族と話し合って決定します．緊急入院以外は基本的に予約入院になります．予約入院であれば，患者さんの情報を事前に把握できるため，あらかじめ疾患や検査について調べておくことができます．

＊

臨地実習時の受け持ち患者さんの決定は，実習科目領域により，年齢・疾患および急性期・老年・小児・母性・精神などの受け持ち対象が変わります．

ここでは，どの実習科目領域でも共通する一般的な入院初日の流れを取り上げます（表 1）．

表1　予約入院の流れ

入院 数日前	外来で，入院のためのオリエンテーションが行われる ・入院説明書が配布され，資料に基づき入院案内担当看護師が詳細を説明する．同時にビデオを視聴する ・手術をする場合，麻酔科の説明を受けることがある ・高齢患者の場合，歯科の検査を受けることがある ※説明方法は病院によって異なりますが，実習病院の例と比較しながら参考にしてください．
入院 当日朝	入院窓口に行く ・事務窓口で，入院申込書，保険証などの確認を行う ・入院受付担当者が入院病棟へ案内する
9：00 頃	入院病棟に移動する ・病棟には勝手に入室できない．病棟ドアの横付近のブザーを押し「入院する〇〇です」と名乗ると事務スタッフが応答する ・受け持ち看護師が挨拶し，患者の確認をする．電子カルテはワゴンに乗せて持参している．病棟ロビーで行われる ・看護師が入院必要物品の確認をする ・患者のどちらかの手首にバーコードが付いたベルトを装着する．バーコードベルトは退院まで外すことができない
9：30 頃	病棟の案内を受けながら病室に移動する ・床頭台や個人用衣装戸棚に患者持参の必要物品を収納する 新型コロナウイルス感染症流行期は，家族は病室には入室禁止
10：00 頃	受け持ち看護師から入院中のスケジュールについて説明を受ける ・クリティカルパスに沿って医師・看護師・薬剤師などが説明する

床頭台…日用品を入れて置く台・冷蔵庫・鍵付き引き出し
クリティカルパス…疾患・検査など質の高いケアの提供ができるように，治療計画を具体的に示したもの

2. 受け持つ患者は病棟（外科・内科・集中治療室・ER など）の特徴により異なる

1）病院の種類

病院には，総合病院や精神科病院・母子健康センター・こども医療センターなど種類があり，それぞれ特徴があります．学生が実習に行く病院は科目により決まります．たとえば成人看護学実習であれば，急性期・慢性期・救命救急など内容により実習病院が異なります．実習開始前に病院の特徴をしっかり把握してから実習に臨んでください．

2）看護師の配置基準

看護師の配置基準数は，入院基本料に基づいて厚生労働省によって決められています．医療必要度が高い病棟は看護師人数の配置は多くなります．

代表的な配置基準には，7：1，10：1，13：1 などがありますが，7:1 とは看護師 1 人が 1 日 7 人受け持ってケアするという意味です．ER の 2:1 は,看護師 1 人が 2 人の患者を受け持つことになります（表 2)．

●表 2　看護師の勤務時の受け持ち患者数（厚生労働省で定めた看護師配置基準）

一般的な配置基準
　2：1とは，緊急度が高い配置で 1 人の看護師が 2 名の患者を受け持つ
　7：1とは，1 人の看護師が 7 名の患者を受け持つ
　10：1とは，1 人の看護師が 10 名の患者を受け持つ
　13：1とは，1 人の看護師が 13 名の患者を受け持つ
※患者数が多くなるにつれて，急性期を脱し状態が安定し，リハビリテーションなどを行い，退院を待つ状態の患者がメインとなる．

3）受け持ち患者の選定

入院予約が入ると，看護師の受け持ち患者を選定します．看護師

の経験などに合わせて，看護師長が受け持ち患者を決定します．認定看護師の研修を受ける看護師であれば，認定を受けるための事例とするように考慮することもあります．

入院後，患者さんについて医師から点滴・注射・検査などの指示があり，細かく時間設定されています．受け持ち看護師はその指示を実施しながら日常生活の援助を行います．マズローの示している「生理的欲求の食事・排泄・清潔（入浴）」の援助（p.44）を患者さんの状態に合わせて，患者さんの思いを聞きながらケアを行います．

3. 病棟カンファレンス

受け持ち看護師は，患者さんの状態に合わせて退院するまでの援助計画を立て，実践していきます．

患者さんの希望「どのように回復して退院したいか」を聞きながら共に話し合い，目標を設定します．その目標設定には専門職チーム“医師・看護師・薬剤師・必要であれば理学療法士・栄養士・ケースワーカー”が集まり話し合うことが理想です．

この話し合いのことを「チームカンファレンス（team conference）」といいます．

一人の患者ケアに対して，個々の専門職が独自に工夫して成果を出す必要があります．専門職のケアが悪いと退院が遅れます．計画通りの日程で退院できるようにするためにはチーム一丸となって行う必要があります（表3）．

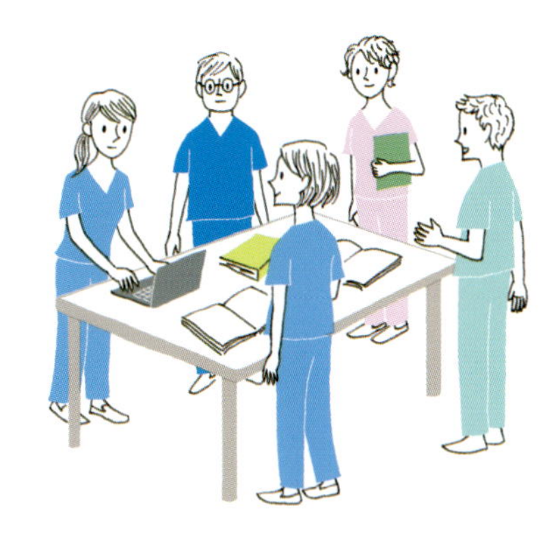

このように一人の患者さんの入院生活をサポートし，患者さんが自信をもって退院できるよう，具体的な目標を作る必要があります．

●表 3　チームカンファレンスの種類と内容

毎日の患者カンファレンス	
頻度	毎日，一般的に行われている
時間	13 時半頃から約 30 分程度 看護師・スタッフの昼休憩終了後，患者の安静時間に行われる
場所	ナースステーション
進行役	その日のチームリーダーまたは主任
内容	受け持っている患者のケアの問題点など，看護師個々が相談したいこと
リハビリ病棟などで行われているケースカンファレンス	
頻度	ケースカンファレンスは，入院時・入院 3 週間後・退院に向けて行われる
参加者	医師・看護師・薬剤師・理学療法士・栄養士・ケースワーカー 場合により患者家族
時間	日時は前もって担当者に伝えられる 一般的に看護師が時間調整を行っている

みなさんも先輩の姿勢を見習い
学習してください

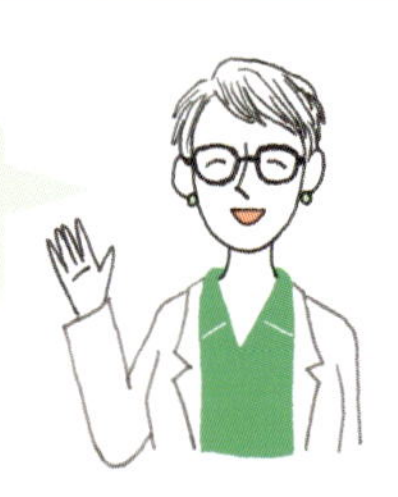

4. 看護師の勤務時間

看護師は入院した患者さんを 24 時間見守ることになります．看護師の勤務時間は 24 時間のうち 2 交代・3 交代と，患者さんを受け持つ時間が決まっています．

具体的にどのような方法で患者さんのケアにあたっているのか，勤務時間を例にして説明をします．

1）2交代制

2交代制とは，日勤8時間と夜勤16時間のシフトです．夜勤の場合，勤務時間内で仮眠をとります．現在はこの体制をとっている病院が多くなっています．

2）3交代制

3交代制とは，夜勤をさらに分けた3シフトで，1日約8時間勤務です．夜中の0時頃に勤務交代がある場合，日勤の勤務終了後自宅に帰り，夕食をとって仮眠をして再び夜中に出勤します．現在では採用している病院が少なくなっています．

3）夜勤

看護師の過重な夜勤労働を禁止するため，「72時間ルール」が2006年の診療報酬改定で採用されました．これは「夜勤をする全看護師の夜勤時間の合計」から「夜勤をする全看護師の人数」を割った数字が72時間以内にならなければならないという規則です．違反すると，診療報酬の基本料が減額されることになっています．

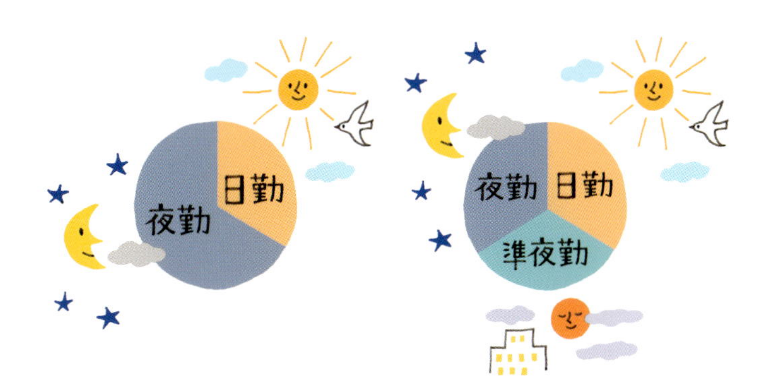

5. 毎日ケアした内容の記録それは「経過記録」

看護師の頭の中では，ヘンダーソンの14項目（p.43）で「この患者さんが一番必要としている基本的欲求は何か？」を考えます．

その場合，必ず患者さんに「どうなりたいか」を確認する必要が出てきます．たとえば54歳の男性で，「早く仕事に戻りたい！」という希望をもっているとしましょう．その場合はヘンダーソンの12番目の項目「患者の仕事あるいは生産的職業を助ける」を優先させて考える必要が出てきます．

1）ヘンダーソンとマズローの比較

ヘンダーソンは，自己の研究をもとに病人だけでなく健康な人にも通じる，健康を維持するために必要な要素を14の「基本的ニーズ」で表しました．

この14の基本的ニーズはマズローの「欲求の階層」と極めてよく対応します．

そこで，ヘンダーソンの「人間の基本的ニーズ」と，マズローの「欲求の階層」を連動させて考えてみましょう（表4）．

ヘンダーソンの①～⑦はマズローの「生理的欲求」に，⑧⑨は「安全と安定」，⑩は「自尊感情」，⑪は「愛情と集団所属」，⑫～⑭は「自己実現」に関連しています．このようにみてみると，ヘンダーソンの「基本的ニーズ」と，マズローの「欲求の階層」は人を全体的な視点からみているといえます．

この考え方は，次の章で説明する患者さんの問題を考えるときの優先順位にも応用できます

●表 4　ヘンダーソンの基本的ニーズ 14 項目とマズローの欲求の階層の比較

ヘンダーソンの基本的ニーズ 14 項目	マズローの欲求の階層
①患者の呼吸を助ける	生理的欲求
②患者の飲食を助ける	
③患者の排泄を助ける	
④患者の姿勢を保持するように援助する	
⑤患者の休息と睡眠を助ける	
⑥患者が衣服を選択し，着脱を助ける	
⑦患者の体温の維持を援助する	
⑧患者が身体を清潔に保つのを援助する	安全と安定
⑨患者が環境の危険を避けるように援助する	
⑩患者が意思伝達できるように援助する	自尊感情
⑪患者の宗教に基づいた生活ができるように援助する	愛情と集団所属
⑫患者の仕事・職業を援助する	自己実現
⑬患者のレクリエーション活動を援助する	
⑭患者の学習を援助する	

この表は，患者さんを観察する際，最も基本になる視点になります．看護学の勉強には臨地実習が必ずともないます．そこでは，受け持ち患者さん一人に対し，退院までのケア計画を実施しながら勉強していきます．

2）看護記録

ケアを実施し，必ず患者目標を確認しながら「電子カルテ」（学生は実際のカルテには記載できない）の，実習記録用紙（看護記録）にケア結果を記載して経過を見ていくことになります．

ここでいう看護記録とは，看護師が患者さんに援助したことを，ケアが終わったあとに記載する記録のことを意味しています．

実習病院では，ほぼ電子カルテを使用していると思います．電子カルテは，公的記録であり，何か異常があった場合は裁判等で使用されるものです．学生が許可なく開くことはできません．この点については，各学校と実習病院の間で取り決めがありますので，確認してから活用するようにしてください．

実習病院によっては，学生兼用の電子カルテが準備されているところも多くなっています．より現実に近い実習を体験できるように配慮されています．

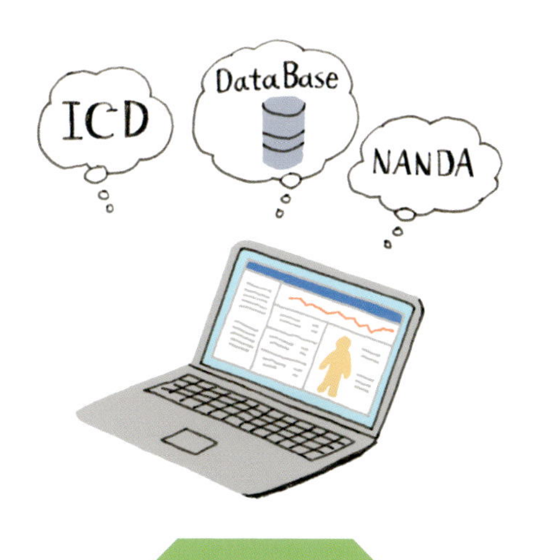

第V章

世界保健機関（WHO）・国際疾病分類（ICD）・看護診断（NANDA）

1. 病名（疾患名）は，WHOとICDで決められる

ここで，少し「電子カルテ」について説明します．電子カルテを使用するためには，世界共通言語が必要になります．世界の多くの国では英語を共通言語として使用しています．わが国は日本語が公用語ですが，英語で表現していく必要があります．

医師が書く診療記録の病名は，WHO（World Health Organization：世界保健機関）が示した分類法にもとづき一定の法則にしたがい，同種類・類似する集団を選び出し振り分けられたシステムによって管理されています．このWHOが作成した分類をICD（International Statistical Classification of Diseases and Related Health Problems：国際疾病分類）といいます．

2. 感染症のパンデミック

2019年12月，新型コロナウイルス（SARS-CoV-2）による肺炎（新型コロナウイルス感染症：COVID-19）が中国・武漢で発生しました．翌年3月には世界中に蔓延し，パンデミックに陥れました．ワクチン開発が進んだこともあり，現在はようやく状況が落ち着いてきました．新型コロナウイルス感染症は高齢者が重症化しやすいことで知られていますが，高齢者の割合が最も多いわが国の対応について，世界中の医療者から注目されていました．

このような世界中を震撼させた感染症は，過去にもありました．『感染症と文明』によると，キリスト紀元の始まる頃，中国発のペ

ストがシルクロードを通して，ユーラシア大陸へ持ち込まれ，半世紀にわたりペスト流行の恐怖に襲われました．その後はハンセン病が流行し衰え，14 世紀に入り結核患者が増加し，死の病として恐れられました．

◉参考文献：山本太郎：感染症と文明 ―共生への道．岩波新書，2011.

世界中の交通網が発達した今日では，国から国へとあっという間に感染が拡大します．新型コロナウイルス感染症も武漢での発生からわずか 1 か月後には日本国内でも肺炎患者が次々と確認され，またたく間に世界中に感染が拡大しました．

世界中が一丸となって WHO の勧告を参考に対応しました．しかし日本は世界に類を見ない超高齢社会であり，高齢化に対応するために，日本独自で考える必要が出てきました．

ここで，WHO のことを少し確認しておきましょう

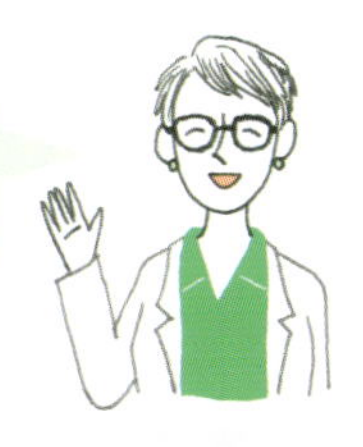

コラム　WHO とは

WHO の正式名称は「世界保健機関」（World Health Organization）といいます．世界中のすべての人々の健康を増進し保護するため，各国と協力する目的で，1948 年に設立されました．本部はスイスのジュネーブにあり，2023 年現在 194 か国が加盟しています．感染症対策だけでなく，高血圧，肥満，がんなど多くの疾患に関する国際的なガイドラインなどを策定しています．持続可能な開発目標（SDGs）においては，誰もが必要なときに医療を受けられるような仕組みづくりとして，ユニバーサル・ヘルス・カバレージ（UHC）を提唱しています．なお，WHO が設立された 4 月 7 日は「世界保健デー」として，世界中でさまざまなイベントが行われています．

3. ICD

正式名称は「疾病及び関連保健問題の国際統計分類」(International Statistical Classification of Diseases and Related Health Problems) といいます.

ICDはWHOが作成した, 国際的に統一した基準で定められた死因および疾病の分類です.

わが国ではICD-10 (2013年版) を採用し, 統計調査や医療機関における診療録の管理に活用しています.

WHOやICDについて理解できたと思います.
ここからは看護界で電子カルテを使用するに至った経緯などを歴史的経過を追いながら説明を加えていきましょう

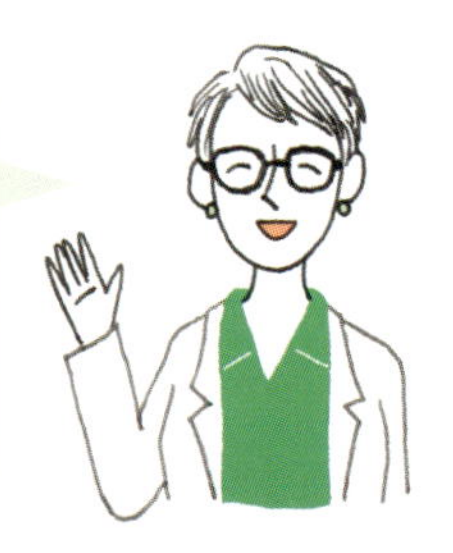

4. 国際看護師協会 (ICN) と看護診断 (NANDA) 開発

1) 国際看護師協会 (International Council of Nurses：ICN) の発足

ナイチンゲールが80歳の頃, 女性の権利やヘルスケアの質を問う時代をむかえました. 19世紀の終わり頃です.

そして, 看護を専門職として組織化しようと欧米の3人の女性が, 1899年に国際看護師協会 (International Council of Nurses：ICN) を創設しました. 現在では138か国が加盟しています.

ICN加盟国が増加し組織が拡大していくなかで, 看護業務委員会は看護の水準を保つ必要がありました.

ナイチンゲールの『看護覚え書』をもとに, ICNから依頼されたヘンダーソンは『看護の基本となるもの』を1960年に発表しました．これにより，看護の基本的構成要素が明確になり現在に至っています．

2）看護実践国際分類（International Classification for Nursing Practice：ICNP）

ICNは看護実践国際分類（International Classification for Nursing Practice：ICNP）の開発に力を注いでいたときでもあったため，この分類法で進めるべく構想を展開しました．

しかし，ヘルスケア分類が今後も変化を続けることが予想されていた頃でもありました．そのためICNでは，世界の看護従事者の社会的経済的地位の向上，看護の発展，地球および地域社会での健康医療政策への積極的参加を促すことにも注力しました．

3）北米看護診断協会（North American Nursing Diagnosis Association：NANDA）の開発

WHOとICDの動きをうけ看護界に変化は起こりました．1973年，米国セントルイス大学病院で電子カルテを導入する際，看護独自の機能を表す言葉がなく，標準化された用語体系の必要性が高まってきました．その用語の開発を目指して北米看護診断協会（North American Nursing Diagnosis Association：NANDA）が発足しました．

医療現場では電子化にあたり，WHOが提唱した前述のICD-10を採用したことが大きな変化でした．

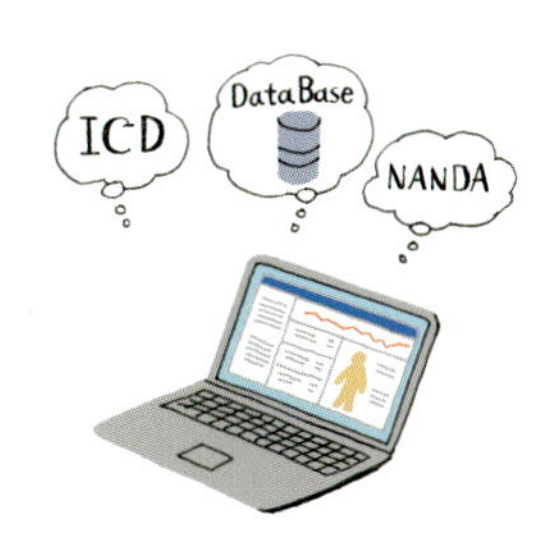

4）NANDA 看護診断のコンピュータへの導入

1973 年頃の医療界では，コンピュータによる「患者記録」がどの職種も必要不可欠になり，標準的な用語体系とコンピュータに入れる言葉を模索していました．

NANDA ではこれを契機に，一定の形式でコードが付与された看護診断をコンピュータに構造的に組み込むことにより電子カルテに対応できるよう，開発が進められてきました．

2003 年に『NANDA-I 看護診断定義と分類:2003-2004（NANDA-International, Nursing Diagnoses: Definitions and Classification 2003-2004)』が発行されました．

この頃から NANDA が全世界規模になったことをうけ，「NANDA-I」に名称が変更されたと同時に，看護成果分類（Nursing Outcomes Classification：NOC），看護介入分類（Nursing Interventions Classification：NIC）を統一し「NNN Conference」になりました．すなわち「NANDA-NOC-NIC の連合大会」になったということです．

ここで，この NNN とは何かを説明する必要がありますね

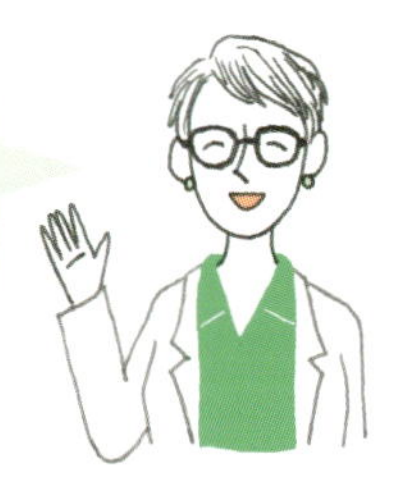

NANDAが発足して50年過ぎていますが，この間のコンピュータの発展は大変な勢いでした．2002年NANDAはアイオワ大学看護学部看護分類センターと連携し，医療関係者やソフトウエア開発者などが参加して，NANDAとNOCとNICを連動させた「NNN」を開発しました．

これによりコンピュータ上でNOCやNICをNANDA-I看護診断とひも付けができるようになりました．

看護診断名は現在も学際的に検証を重ね，更新されています．世界中の看護師の研究論文を検証し，情報科学の視点を取り入れています．日本語版は3年に1回『NANDA-I看護診断定義と分類』として医学書院から発行されています．

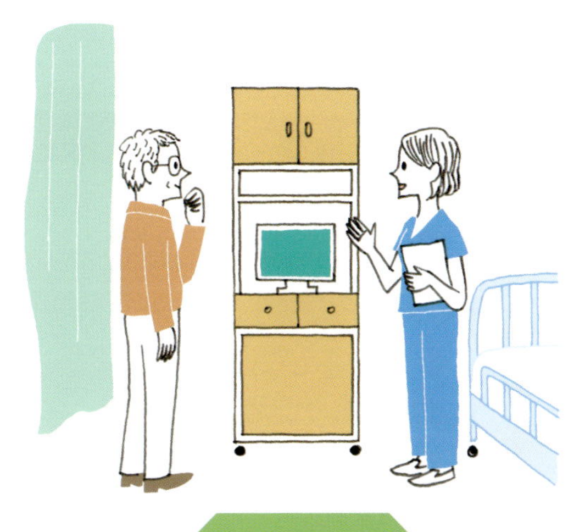

第VI章

患者さんの情報収集・観察・インタビュー

1. 病院環境周りの見学実習

学校のカリキュラム編成により臨地実習を行うタイミングは異なると思いますが，ここでは一般的な場合で説明しましょう．初めての実習となる 1, 2 年生の臨地実習は「基礎看護学実習」分野であり，病院とはどのような環境で，施設内部はどのような構造になっているか，また患者さんの安全に対してどのような配慮がなされているかを見学します．

1）病院正面玄関の掲示板に注目

病院の正面玄関には，必ずといってよいほど，病院の基本理念・病院運営方針・患者権利章典が掲示されています．掲示されているのを見かけたら，実習中に一度読んでみてください．表 1，2 に看護学生として知っておくと参考になる文章を示しました．

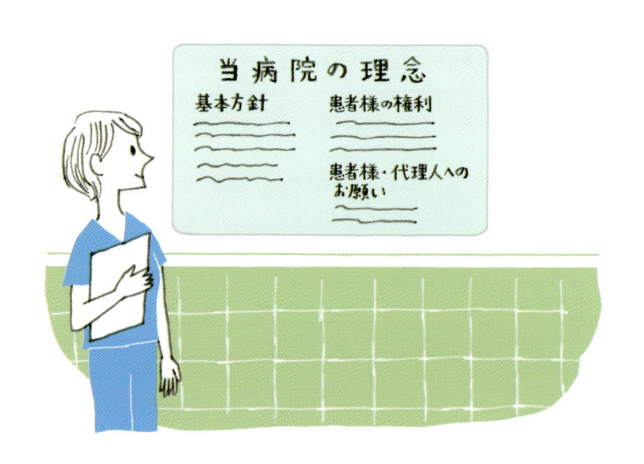

●表1　病院の運営方針〈例〉

最終行には必ずといってよいほど，下記のような内容の文章が掲載されています．

高度医療を担う人材育成および研究を推進しております．
また，医学研修生や看護学生・医療を学ぶ実習生が担当する場合があります．

●表2　患者権利章典〈例〉

看護学生が受け持ち患者に対して配慮すべき内容を示した文章を抜き出しておきます．

・病気・検査・治療の見通しなどについて，わかりやすい言葉を使い，納得できるまで十分な説明と情報提供を受ける権利があります．
・自分の診療記録の開示を求めることができます．
・治療中知り得た個人情報は必ず守ります．

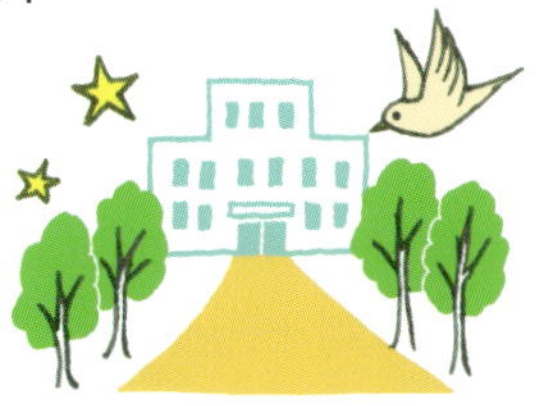

2）外来受付から外来診察室へ

患者さんが病院外来を受診したとき，どのような流れで診察を受けるのか，受付・外来の窓口・入院する病棟などを見学します．以下は総合病院の外来における初診の流れの例です．

①病院受付で「初めての受診」の申し込みをする
- 紹介状持参か質問がある．
- 受付フロアのタブレット端末で予診票を入力し，申込書を作成するシステムもある．

②診察券を受付スタッフが作成する
- 次回から診察券を受付機に通すと，たとえば「内科16番」などの表示が印字された用紙が出力されるようになる．

③受診する診療科が電光掲示板に数字で表示される
- 循環器内科を受診する場合，外来番号「1：循環器内科」「1：○○先生」となる．

④受付番号が電光掲示板に表示されたら，用紙に記載された番号の診察

室に入室する

・受付番号 321 番の場合，電光掲示板に「321」と表示される．

⑤診察終了後，会計をする

・会計窓口の電光掲示板に診察時の受付番号が表示されるので，呼ばれたら支払いをして終了となる．

以上のように，多くの手続きがコンピュータによって管理されています．

一方，やり方がわからず困っている方を時々見かけます．学生はユニフォームを着ているので，病院スタッフと思われて質問されることがよくあります．そのときは看護学生であることを名乗ってから，質問を聞いて親切に誘導してください．

わからなければ「実習生なのでわかりません」と立ち去らず，病院の職員に聞いてください．その際，患者さんが何で困っているか簡潔に伝えてください

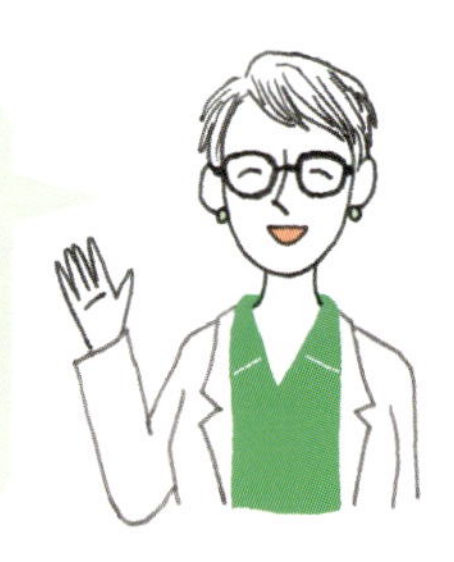

3）病院の構造と機能

総合病院は規模により診療科が細分化され，内科でも循環器内科，消化器内科，脳神経内科，内分泌科など，専門性が重視されています．ほかにも救命救急にかかわる CCU（循環器疾患集中治療室），ICU（集中治療室），HCU（高度治療室），最近では新型コロナウイルス感染症外来もあります．この見学実習時は，病棟内部，亡くなられた患者さんが安置される霊安室，機械設備，非常事態の対処方法などについて見学します．

案内をしてくださる職員や指導者の方には笑顔で挨拶し，礼儀正しく接しましょう．

コラム

病院の食事

入院したときの病院食は味気ないと思われがちですが，やはり患者さんの一番の楽しみは食事です．実習では，一般の人は立ち入ることができない調理室に入り，病院食がどのようにして作られているかも見学します．管理栄養士が担当医師の管理のもと献立を作り，毎月１週間ごとに朝・昼・夜の献立表を患者さんに配ります．肝臓食・糖尿病食・離乳食など細かく分かれて，患者さんの個々の病状などに合わせて作られます．食膳には患者さんの名札とともに治療食の内容が記載されております．

誕生日には何を食べたいか，管理栄養士が患者さんに直接希望を聞いて準備することもあります．誕生日の夕食にはメッセージプレートを添え，病棟スタッフが歌を歌ってお祝いをしたりします．

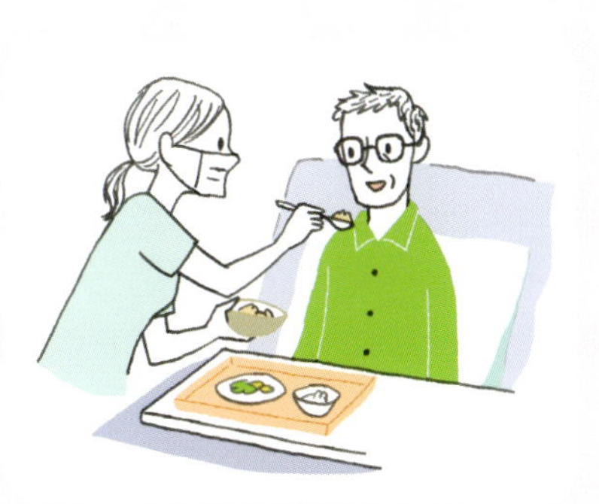

2. 病棟実習

1）朝のナースステーションでの申し送り

病院の見学後，初めて病棟実習が開始されます．病棟の一日の始まりには，夜勤の看護師から日勤の看護師に「申し送り」が行われます．申し送りでは，患者さんの夜間の様子を，夜勤の看護師から日勤の看護師に連絡・報告します．朝のナースステーションの動きをみてみましょう（表3）．

●表3　朝のナースステーションの様子〈例〉

時間	様子
勤務交代の30分前頃	日勤の看護師がナースステーションに集まり始める．自分の受け持ち患者に挨拶に行ったり，ナースステーションの掲示板を確認したりする．
7：50頃	受け持ち患者の電子カルテを開き，昨夜の様子を確認する．
8：00頃	ナースステーションに集合する．各自電子カルテを開き，患者の夜間の状況や急変患者のことなど，申し送りがなされる．疑問があれば質問し確認していく．
8：30頃	日勤のスタッフでミーティングを行う．師長や主任が今日一日の病棟全体の動きなど連絡事項を説明する．その後チームに分かれ，チームリーダーを中心に患者個々の状態やケアの方法，注意事項などを確認し，話し合う．
9：00頃	看護師が個々に受け持ち患者へ挨拶をし，昨夜よく眠れたかなど伺い，様子を観察する．本日の計画表を見て，診察・検査・リハビリテーションの時間などを説明する．不明点がないか患者に聞く．

このような動きのなかで，学生は邪魔にならないようにと，看護師の様子を眺めている傾向があります．このときは，看護師個々がどのような経過で各患者ケアに移行していくのか，学生はまだ想像もできません．仕方ないことですが，自分が受け持つ患者さんを担当する看護師が誰なのか，申し送り前に確認して挨拶をしておくことが礼儀です．担当してくれる看護師と一緒に，どのようなケアの方法をどのように考えているか，見学を通して学んでいくことになります．

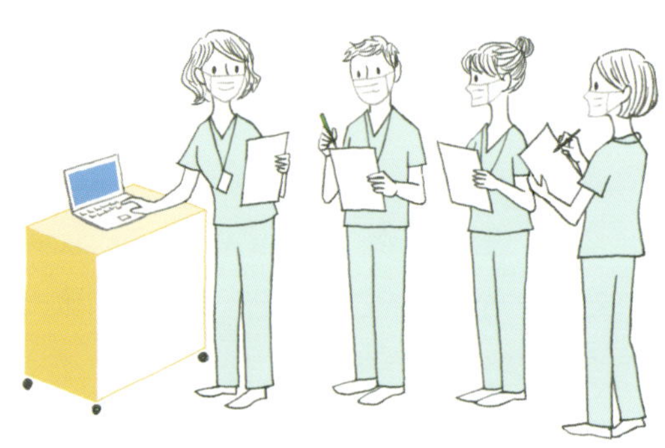

2）チーム・ナーシングとプライマリー・ナーシング

看護師の勤務体制は病院により複数あります．学生の実習にはあまり影響はありませんが，多くの病院で採用されている看護体制を説明しましょう．代表的な例はチーム・ナーシング（team nursing）とプライマリー・ナーシング（primary nursing）があります．

チーム・ナーシング

看護師がチームに分かれ，そのチームで患者さんの問題点やケアの方法を考え実施します．

プライマリー・ナーシング

看護師個々に自分の受け持ち患者さんの問題点・計画を作成し，入院時から退院まで責任をもちます．

受け持ち看護師が不在のときは，アソシエート・ナース（associate nurse）がプライマリー・ナースの作成した計画を実施します．

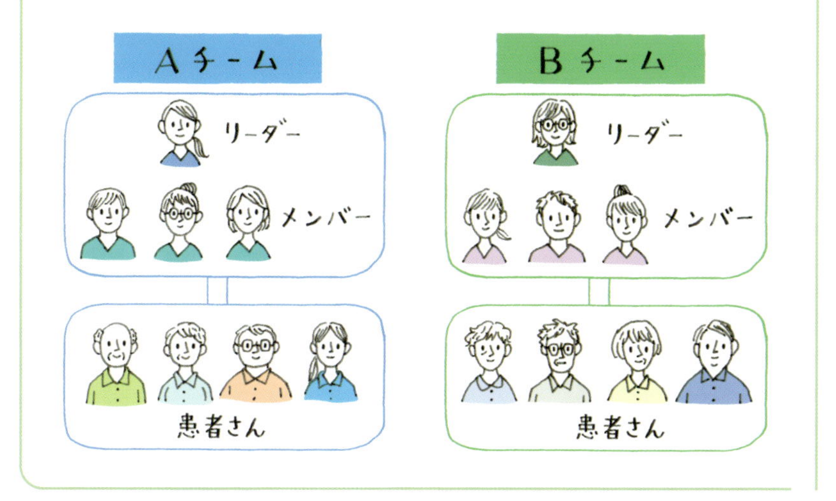

現在多くの病院は,「チーム・ナーシング」と「プライマリー・ナーシング」をあわせて実施している傾向にあります．その方法は，たとえばAチーム・Bチームに分かれてその中で，プライマリー・ナー

スが受け持ち患者さんにあった計画を実施することになります．また，計画されたケアが確実に実施されているか，困ったことはないか，毎日昼の時間（患者の安静時間帯）にチームの看護師が集まり話し合い，問題点やケアの方法の修正を行っています．

3）入院時の病棟・病室案内

患者さんにこの病院の入院が「初めて」か「経験がある」か確認してみてください．患者さんのなかには，その病院に入院経験がある人がいます．入院したことがあるからといって，病室案内を簡単に済ませてはいけません．「トイレはこちらです」などと，きちんとその場所まで行って説明しましょう．

入院する患者さんの電子カルテを開き，患者氏名・年齢・生年月日・現住所・電話番号などを答えてもらい，一致するか確認します．同姓同名の患者さんがいることがありますので注意してください．とくにネームバンドと電子カルテ番号の照合は，確実に行ってください．

確認と照合が済んだら，患者さんを病室のベッドまで案内します．学生は看護師の指導のもと，部屋の使い方（床頭台やロッカーの使い方，貴重品の保管場所，テレビの視聴法）を説明します．

次に１日の生活の流れを説明します．治療計画がクリティカルパスで行われる場合は，医師の説明後に詳しい説明を行いましょう．あわせて薬剤師が薬の説明をします．入院初日はとくに，患者さんは初めて聞くことが多く混乱していることがあります．時間に余裕があることを確認し患者さんの具合をみながら，わかりやすく説明できるとよいですね．

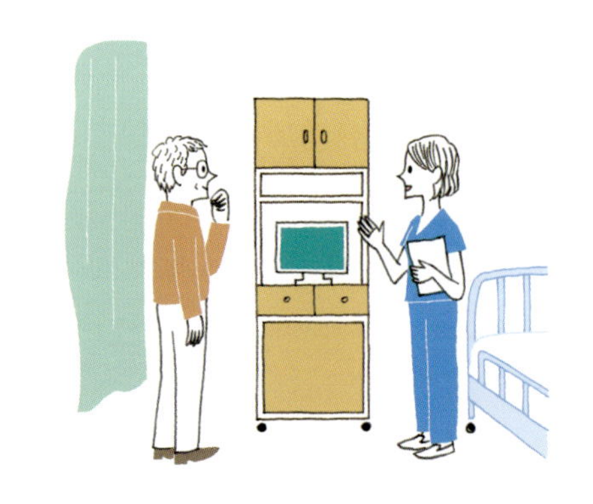

コラム

クリティカルパス（critical path method：CPM）とは

もともとは，工業界で仕事の効率性を目指して作業過程の標準化・効率化を図るために，すべての工程の所要時間を割り出して作られた作業経路を意味します．医療界においては，患者の入院から退院までの標準的な検査・治療・ケアを保証し，治療にあたり，各部門が連携して効率的なケア計画を共有することを目的とした計画表を意味しています．各職種がかかわることで効率化が図られ，入院日数を短縮できるというメリットと，患者サイドからみると，日程に沿って計画が記載されているため，安心感を得られるというメリットがあります．

◉参考文献：看護大事典．医学書院，2017.

3. 入院時の面接・インタビュー時の患者さんの様子と態度・行動の把握

1）受け持ち患者さんの選定（教員と実習指導担当の打ち合わせ）

学校側と実習受け入れ病棟の担当者は，実習開始に先立ち打ち合わせを行っています．指導看護師と教員で受け持ち患者さんの候補を選び，指導者と教員が直接患者さんにお願いにいき，許可をもらいます．したがって患者さんは，学生が実習に来て自分を受け持つことをあらかじめ心得ています．

臨地実習の受け持ち患者さんが決まるのは，領域科目により違いはありますが，実習開始2日前頃です．ときに急遽転院や容体の急変がありますので，実習開始当日に変更になることもあります．

2）受け持ち患者さんとの初対面

入院したばかりの患者さんは，これからどのような治療や入院生活が待っているか，不安でいっぱいです．そのような患者さんを学生が受け持つとなったら，患者さんの心のなかには「何もわかっていなくて心配だし，面倒だな……」という気持ちがあると思います．

一方学生は，授業で知識や技術を習得し，学生同士で模擬看護師や模擬患者になってシミュレーションを行い，事前準備をして，実習に挑みます．それでも実際の患者さんに会うと，おそらく緊張するでしょう．初めての実習では時折緊張した学生が見受けられます．

私が担当した基礎看護学実習指導の第 1 日目のことです．ある男子学生が廊下で呆然と立ち尽くしていました．「どうしたの？患者さんは今，診察中なの？」と聞きました．すると，学生は自信のない声で「患者さんが怖いんです．何を話していいか困っています」と答えました．学生は，3 人部屋の廊下側の男性患者 A さんが受け持ち患者でした．その日の朝に学生は，教員と指導看護師とともに A さんに挨拶をしていました．

何がそんなに怖いのかなと疑問に思いながら，私は学生に付き添い A さんの病室に行きました．私は「受け持ちの学生がとても緊張して，どうしてよいかわからないようです．大変申し訳ありませんが，A さんから入院経過など話していただけませんでしょうか」と，A さんにお願いしました．A さんは学生がそこまで緊張していたことに驚き，「学生さんが実習に来ると聞いて，楽しみにしていたのに．大丈夫だよ，僕の病気はそんなに悪くないから」と，緊張を和らげてくださいました．緊張しながらも，学生は準備していたメモを見ながら，A さんに順番に質問していきました．

初めての実習では時折このような学生が見受けられます．患者さんがたくさん話してくださる方なら，その内容をランダムでよいのでメモしましょう．そのメモを，自分で準備していた質問に対応させて整理することをお勧めいたします

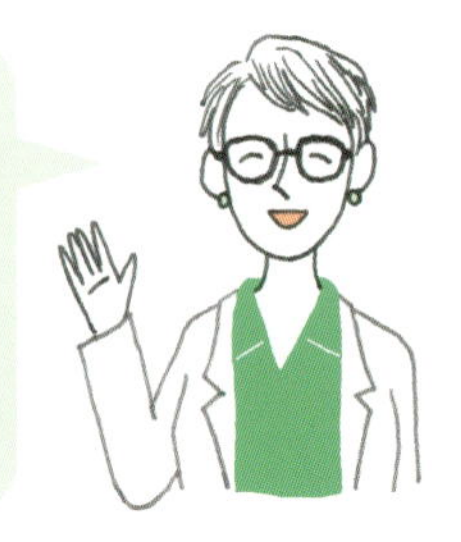

4. 患者さんの観察・情報収集

1）話をしながら観察もしよう

患者さんが話しているときの様子を常に観察する癖をつけましょう．ゆっくり思い出すように話したり，時々ため息をついたり，手を強く握り絞めていたり，咳払いをしたり……，そのときの様子はさまざまです．話す言葉だけではなく，話し方や体の動かし方など，全体を観察しましょう．実習中も意識して患者さんを見て，観察力を養いましょう．

メモメモ

2）ヘンダーソンの基本的欲求「主観的データ・客観的データ」の収集ヒント

次に，初めての実習で困らないために患者さんをどのような視点で観察すればよいでしょうか．第Ⅲ章で説明したヘンダーソンの基本的欲求（p.43）を使い**表 4** にまとめてあります．これはどの領域の実習でも共通する大切な視点です．

実習を始める前に一覧表にして書き込みができるように準備するとよいでしょう．

患者さんの情報について，患者さん自身が訴えていることを「主観的データ」，看護師が観察した様子や検査値などの数値を「客観的データ」に分け，基本的欲求の 14 項目に分類しました．これらの項目を全部収集・観察しなさいということではありません．患者さんの話を聞いたり観察したりした内容を記録用紙に整理するときに参考にしてください．

表4　ヘンダーソンの「看護の基本となるもの」14項目「主観的データ・客観的データ」の収集ヒント

主観的データ：患者さんが話していること
客観的データ：目に映った様子・態度

項目	主観的データ	客観的データ
1 呼吸	・呼吸数，リズムを確認したことがあるか ・息を深く吸えない，吐き出せないといった息苦しさがあるか．どのようにすると楽になるか ・汗はどのようなときにかくか．頭部・顔・背中などに多いか	・呼吸（回数，リズム，深さ），呼吸音，チアノーゼの有無，喘鳴の有無と程度，排痰の有無と喀出状態 ・吸引の有無と頻度 ・血液検査（血液ガス分析） ・各種X線検査，内視鏡検査
2 飲食	・食事は1日3食食べているか ・飲み込むときにむせたり，つかえたりするか ・毎日水はどのくらい飲むか ・砂糖が入っている飲み物を1日どのくらい飲むか ・間食の習慣があるか．どのようなものを，どのくらい食べるか ・足や手がむくむときがあるか ・お腹が張ったりするか ・のどが渇くか	・身長，体重，BMI，体格（皮下脂肪），腹囲 ・臨床検査の結果（中性脂肪，HDLコレステロール，血糖，総タンパク，アルブミン） ・1日の活動量と食事量のバランス ・嚥下の状態（食塊の形成，むせや咳の有無） ・排泄量と水分摂取量，体重の増加の有無，浮腫の有無 ・過剰な塩分の摂取，血圧，中心静脈圧 ・生化学検査 ・下痢・嘔吐の有無，皮膚の弾力の状態 ・水分摂取量と排泄量のバランス ・体重減少の有無と程度，胸水・腹水の有無と程度 ・出血の有無と程度
3 排泄	・1日の排尿回数，量，性状 ・夜中排尿に何回くらい行くか ・尿が残った感じがあるか ・尿失禁や尿閉，排尿時などに痛みがあるか ・排便の回数，量，性状，時間 ・便を出したいと感じるか，便が残った感じがあるか	・排尿回数，排尿の間隔 ・尿の色・性状 ・尿閉の有無 ・尿失禁の有無と程度 ・尿意の有無，残尿の有無 ・血液検査（クレアチニン，BUN） ・泌尿器系の画像検査（各種X線検査，エコー検査）

項目	主観的データ	客観的データ
	・便秘気味か，痛みはあるか，お腹が張っているか	・排尿状態に影響を及ぼす治療・処置の内容
4 姿勢	・歩く速度が前より遅くなったか ・1日1回外出しているか ・つらい姿勢はどのようなときか ・移動や移乗，歩行中転ぶことはあるか．どのようなところで転ぶか ・一人で立てるか，あるいは助けてもらったか ・めまいや立ちくらみがあるか ・手足が動きにくいことやふるえ，痙攣などが起こるか ・毎日動くことが大切だと思うか ・苦痛や身体の変化の訴えがあるか ・「力が出ない」「疲れた」と思うことがあるか ・食が細くなったと思うか，食べたいと思うことが少なくなったか ・日常生活での息苦しさや動悸の有無 ・咳払いや咳の有無 ・自力呼吸と人工呼吸とではどちらが楽に感じるか ・現在の整容，摂食，清潔，排泄は一人でできるか ・足や手の違和感や痛みがあるか	・四肢の機能や筋力，関節可動域の状態 ・義手，義足，杖，眼鏡などの補装具の使用 ・活動やセルフケアに対する意欲，表情 ・歩行（上り坂・下り坂，階段，障害物を越えられるか） ・車椅子の操作（高さの違う平面での移乗，縁石の越え方，上り斜面や下り斜面での操作，トイレや浴室などの狭い室内での操作や移乗） ・歩くときにふらつきはないか，歩行の安定性 ・環境，住環境に外傷や害を与えるものはないか（危険なものがベッドサイドやベッド上にないか） ・ぐったりしている，やる気が起こらない，あるいは活動的であるか ・家族や支えになっている人や親しい人からみた患者の活動状態に対する印象 ・体重の減少（1か月に5％以上ではないか） ・安静時・労作時の呼吸回数，吸気と呼気の長さ，喘鳴，呼吸筋の動き（努力様の呼吸かどうか），チアノーゼの有無 ・動脈血酸素分圧（PaO_2）・動脈血二酸化炭素分圧（$PaCO_2$）・酸素飽和度（SaO_2） ・呼吸音，気管支肺胞呼吸音，肺胞呼吸音の聴取（ラ音の状態） ・気道内分泌物の量・性状 ・呼吸器をはずすと呼吸状態が悪化するか ・心音，血圧，中心静脈圧，心電図（頸静脈の怒張や不整脈の有無）

項目	主観的データ	客観的データ
		・虚血による症状の有無 ・心拍出量の減少（40％未満）の有無 ・血流断絶による疼痛（胸痛，腹痛）の有無 ・呼吸困難，冷感，乏尿や無尿，腹鳴，言語障害，麻痺の有無 ・認知症・精神障害の有無 ・筋・骨格系，神経筋系の障害の有無 ・知覚障害，疼痛の有無 ・洗面所，台所，浴槽，トイレは使用できるか ・衣服の着脱ができるか，道具などが使えるか
5 休息／睡眠	・何時頃寝るか ・夜中トイレに行く場合，何時頃で何回起きるか ・寝つきは良いほうか ・入眠時の薬物摂取，宗教の儀式などの有無 ・熟睡感はあるか，夢はみるか，夜間・早朝の覚醒の有無 ・眠りが足りない，疲れているという訴えの有無 ・入院生活で，人，騒音が気になるか	・夜間の睡眠状態 ・継続した睡眠がとれているか ・治療に対する質問や悩みごとがあるか ・カテーテル類を使用しているか ・反応が鈍く，ぼーっとしていることがあるか ・病室の騒音，採光，日光，温度，湿度 ・薬物療法の有無やアルコール摂取の有無 ・急性の混乱，幻覚やせん妄，認知症の有無
6 衣服の着脱／選択	・四肢の痛みや知覚障害があるか ・毎日のセルフケア（顔・手・足・体の清潔保持）は自分で行えるか	・認知症・精神障害の有無 ・筋・骨格系，神経筋系の障害の有無 ・知覚障害，疼痛の有無 ・衣服の着脱ができるか ・道具や物品類は使えるか ・身体の動き方，セルフケアが可能か
7 体温	・寒い，暑いを感じるか ・体熱感や四肢末梢の冷感を感じるか ・悪寒戦慄を感じるか	・バイタルサイン（体温・血圧・呼吸数） ・顔色（蒼白，紅潮） ・発汗の有無

項目	主観的データ	客観的データ
	・自覚症状（頭痛，めまい，悪心，虚脱感，口渇，動悸など）があるか ・体温調節の知識があるか	・衣類・寝具を利用した体温調節の様子 ・ふるえの有無 ・発熱を症状にもつ疾患の有無 ・脱水の有無 ・発熱を副作用にもつ薬物の使用の有無
8 清潔	・毎日髪をとかす，歯磨き，入浴，排泄を行っているか	・洗面所，台所，浴槽，トイレを使えているか
9 環境／危険	・歩いているときに転んだり，つまずいたりするか．足元が見えないときがあるか ・テーブルや椅子があることに気づかず，ぶつかったり倒したりすることがあるか	・周囲の注意，患側への注意のはらい方 ・身づくろいに不自然な偏りや部分的な抜け落ちがないか ・患側（半側）からの視覚刺激に気づいて避けられるか ・書くときの紙面の使い方
10 意思伝達	・自身の健康や病気に対する感じ方 ・健康管理の方法と日常生活の習慣 ・処方されている薬の理解 ・今一番つらいこと（痛み・不快なこと・いつもと違う症状）は何か ・症状は何時頃から現れたか ・これまでどのような病気をしたか．それはいつ頃か ・健康のために気をつけていることは何か ・過去の出来事や行動の記憶 ・日常生活で困惑した体験があるか ・妊娠や育児の受けとめ方 ・疑問を解決する際の方法 ・話すこと，聴くことの内容を理解しているか ・相手の言葉に対し理解できているか	・態度，行動，気分，外観，身体の動き ・患者の話し方，話すときの態度，体の動かし方 ・人への対応の仕方，身振り ・既往歴と原疾患を確認しながら情報を得る ・疼痛があることを示す言動，かばう体位の有無 ・痛みの持続時間，再燃間隔，強弱 ・数時間前のことについて記憶は確かか ・質問の意図に合わせて答えられるか ・感覚器（視覚，聴覚，触覚，運動覚）の障害の有無 ・発作的な行動はないか ・発語は明瞭か（ろれつが回らないか） ・身体を使って伝えようとしているか ・情報を理解しようとしているか

項目	主観的データ	客観的データ
		・意思や感情や考えを相手に伝えているか，伝わらずにいらいらしている様子か ・喜怒哀楽があるか，あるいは無表情，無関心か
11 宗教	・悲嘆，喪失，無力感，抑うつ，怒りの有無 ・自分の人生の目的が不安定で，決断ができないか ・希望の喪失，劣等感，無力感，絶望感，挫折感，失敗，孤独感，失望の有無 ・自己卑下，不満，自己嫌悪の感情の有無 ・肯定的な意見を受け入れられないか ・自分の長所や能力を受け入れられないか ・身体の変化の喪失に対する先入観	・自分の役割を否定し，引き受けられないか ・決断を下せず，依存的傾向を示すか ・自分の感情を表現することができないか ・批判を聞き入れない，批判に対して神経質か ・自分をさらけ出すような場には参加しないか ・他者との関係をもとうとしないか ・身体の一部分の喪失，形態や機能の変化の有無 ・自分の身体の特定の部分に触れたり，見ようとしたりしないか
12 仕事／職業	・患者の健康状態に対する介護者の思い ・患者の介護・介助にあたっての問題点 ・介護者・介助者に対する患者の思い ・親（養育者）の子どもに対する思い ・家庭内での自分の役割 ・自分の家族をどう感じているかなど，家族への思いや考え方 ・仕事上での問題点 ・家庭内での問題点	・患者と介護者のコミュニケーションのとり方 ・患者に対する介護・介助にあたっての問題点 ・介護者・介助者に対する患者の対応の様子 ・子どもの親（養育者）に対する態度 ・患者に対する家族・家族に対する患者の対応 ・親の子どもに対する様子，コミュニケーションのとり方 ・抑うつ状態，不安の有無
13 レクリエーション	子ども ・日常の楽しみ（好きな遊び，やりたいことなど） ・食欲の有無（好きな食べ物） ・将来の希望（なりたい職業，どんな暮らしがしたいか）	子ども ・年齢（月齢），身長，体重（BMI，ローレル指数，カウプ指数，身体計測値との比較） ・発達水準と照合した成長の度合い

項目	主観的データ	客観的データ
	親 ・子どもの成長について感じていること ・子どもへの愛情 ・経済状況 ・平均的な1日の生活状況 ・食生活の状況	・周囲への関心の有無 ・身体障害や傷の有無（あざ，運動機能） ・食事，排泄などのセルフケアの確立 ・コミュニケーションの特徴（会話，非言語的コミュニケーションの様子） ・服装など，身体の清潔 親 ・年齢，家族構成 ・身体障害，精神障害，物質乱用の有無 ・精神状態（落ち着き，困惑など） ・子どもへの態度（虐待の可能性） ・服装など，身体の清潔
14 学習	・勉強に対する意欲や知識欲 ・少し前に学習した内容の記憶度 ・過去に従事していた仕事や得意だったもの，経験を積んだことに対する記憶．それらについての現在の能力	・仕事に生かすための挑戦や努力のあり方

古橋洋子：NEW 実践！看護診断を導く情報収集・アセスメント第7版．Gakken，2022を参考に作成

5. 患者さんへのインタビュー

1）主訴・現病歴・既往歴の聴取

実習中によく耳にする言葉に「主訴・現病歴」があります．電子カルテを見ると必ず「医師・看護師の記録」に記載されています．では，この主訴・現病歴・既往歴とは何でしょうか？

患者さんが外来受診した際，医師が「今日はどうしましたか？」と，今回受診した理由を聞きます．「夕べから熱が38℃あってだるい」と，患者さんが訴えた言葉が「主訴」です．医師は患者さんが訴え

た言葉をそのまま書きます．医療者である看護師が「発熱38℃」と簡潔に書いたりするとそれは客観的データになり，患者さんが訴えた「主訴」ではありませんので，注意してください．

「現病歴」とはたとえば，今熱が出て大変な状況のことです．患者さんは「夕べから熱が38℃あって，だるくてだるくて大変で，朝食も食べられず喉もヒリヒリします．水も少しずつやっと飲める状態で，このように話すこともしんどいです」と，体の調子が悪くなった経過や状態を話します．これが「現病歴」です．

「既往歴」とは，以前罹患したことのある病気や現在治療中の病気のことを意味しています．たとえば「一型糖尿病で大学生の頃からインスリンを注射しています」などの経過です（表5）．

●表5　主訴・現病歴・既往歴とは

主訴 chief complaint	患者が受診した主な理由．患者が話したことをそのまま記載すること
現病歴 history of present illness	患者が現在罹患している病気の発症から現在までの経過．患者の訴えを聴いたあと，何時頃からどのような症状が，どの部分にどの程度起こったかを確認する．また，他の医療機関を受診したか，そのときにどのような経過であり，治療したことがあるかなどを確認する
既往歴 past history	過去に罹患したことのある病気や現在治療中の病気．予防接種歴・アレルギーの有無・輸血など．小児の場合は罹患した年齢

伊藤正男ほか：医学大辞典第2版，医学書院，2009を参考に作成

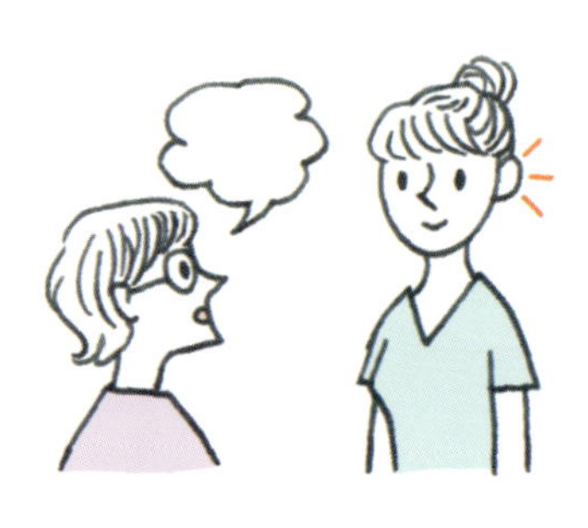

6. 患者さんが一番つらい点を明らかにするためのインタビュー方法

1）実習の患者選択は国家試験対策にも役立つ

実習開始前に，今回の実習で受け持つ患者さんの氏名・年齢・性別・病名・医師の治療方針が記載された一覧表が配布されます．

受け持ち患者さんは教員と指導看護師で決めることが多いですが，自分で追究してみたい疾患があれば実習指導の先生に希望を伝えることもできると思います．受け持ちたい疾患の希望をいえるようにしたり，4年生の臨地実習までに病院実習で受け持った疾患リストをまとめておいたりすると参考になります．領域別実習の全領域で代表的な疾患は受け持つように工夫してもらえるとよいですね．

実習の事前学習は一番大切です．受け持ち患者さんが決まったら，その疾患で必ず行う検査の基準値を把握するなど，しっかり勉強を積み重ねて実習に臨みましょう．

2）実習記録

ケアが終わった後，実習記録用紙（看護記録）にケア結果を記載します．看護記録の記載ポイントについては，第Ⅶ章（p.88～）を参照してください．

実習病院ではほぼ電子カルテを使用していると思いますが，電子カルテは公的記録であり，学生が許可なく閲覧することはできません．電子カルテの取り扱いについては各学校と実習病院との間に取り決めがありますので，確認するようにしましょう．学生用の電子カルテも同様ですが，電子カルテの前から席を外す際には，情報漏洩を防止するために必ずシャットダウンをしてください．なお，病棟では実習生用パソコンが準備されています．

3）インタビュー時のポイントと注意点

受け持ち患者さんに初めてインタビューする場合のポイントを説明します．まず，事前に受け持ち看護師などからインタビューのタイミングを聞いておきましょう．また，医師や看護師が，入院目的・現在の自覚症状・現病歴・既往歴を詳しく書いていると思いますので，必ず確認してください．

患者さんの様子を観察しながら，患者さんのペースに合わせてインタビューしましょう．患者さんは眠たそうにしていたり，検査結果が気がかりでそわそわしていたり，落ち込んでいたりすることがあります．そのようなときに学生が立て続けに質問をすると，患者さんも疲れてしまうかもしれません．患者さんの電子カルテに書かれている内容を確認したいのであれば，「何度も同じことを聞かれることになるかもしれませんが，よろしいですか？」と，一言添えてから行いましょう．

患者情報は，その日一日で収集が完了するわけではありません．実習中に徐々に情報が増えていくのが理想的です．夜間の様子は，看護師の対応などに耳を傾けて情報を積み重ねていきましょう．その過程でヘンダーソンの 14 項目の視点がどこかで結びつくはずです．

7. 患者さんの第一印象と学生の姿勢

落ち込んでいるという第一印象を抱いた患者さんに対しては，声をかけにくく，尻込みしたくなると思います．しかし学生の存在は，患者さんを知らず知らずのうちに勇気づけているのです．

入院中の患者さんは，ベッドの上で天井ばかり見ていると孤独を感じ，気分が落ち込みますよね．そんなときに実習に来た学生がいろいろと親身になって話を聴いてくれることで，病気のことを忘れて気分が楽になると，患者さんから聞くことがあります．

「昨夜は眠れなかったと看護師さんから聞いたのですが，体調はいかがですか？」などと患者さんに話しかけ，会話を広げられるとよいですね．患者さんは「そうなんだよね．何だかいろいろ考えたら眠れなくなってね」と，“眠れなかったことを知っているんだ”と安心して，心を開いてくれるでしょう．

また，患者さんと会話しているときでも全体の様子を観察することを心がけましょう．患者さんが手や足を触ったり曲げ伸ばしたりしている様子を見たら，「足がだるいのですか？　膝ですか？　さすりましょうか？　上手にマッサージはできませんが」というように，苦痛を感じている部位を見つけられるとよいですね．

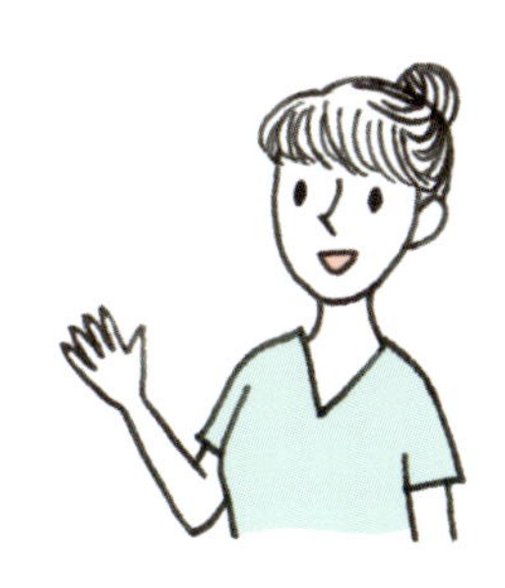

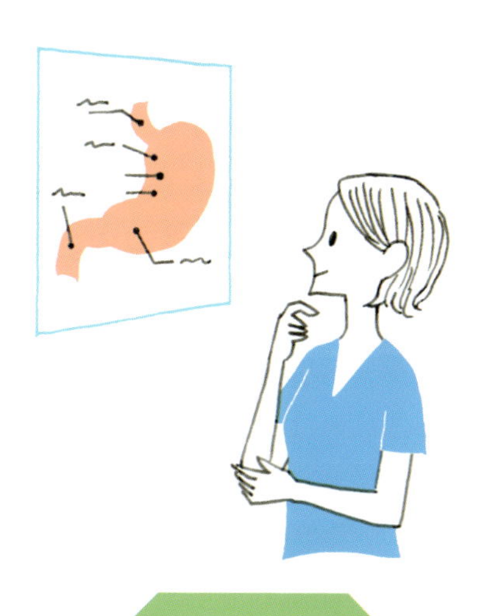

第Ⅶ章

患者さんの問題点の考え方，表現方法，記載方法

第VII章

患者さんの問題点の考え方，表現方法，記載方法

1. 患者さんの問題点と表現方法

学校により実習記録用紙の表現方法は，まちまちですが，ここで紹介する内容は故・日野原重明氏の提唱により，日本POS医療学会が医学教育で進めた問題志向システム（POS：problem oriented system）などの内容になります．

現在では医療界全体で当然のこととして活用されており，看護界でも足並みをそろえる必要があります．医療職全体の足並みに準じて，問題志向システムについて説明します．

POSとは，患者の問題を明確にとらえ，その問題解決に向けて論理的に進めていく体系（システム）のことです．1968年に米国のローレンス・ウィード（Laurence Weed）が提唱し，ジョン・ウィリス・ハート（John Willis Hurst）により全米で活用されることになりました．

チーム医療を行う場合，相互のコミュニケーション上で有効であるとして医師・看護師・その他メディカルスタッフ間で活用されるようになりました．

◉参考文献：日野原重明：特集/教育方法としてのPOMR. 医学教育．第17巻・第6号，1986.

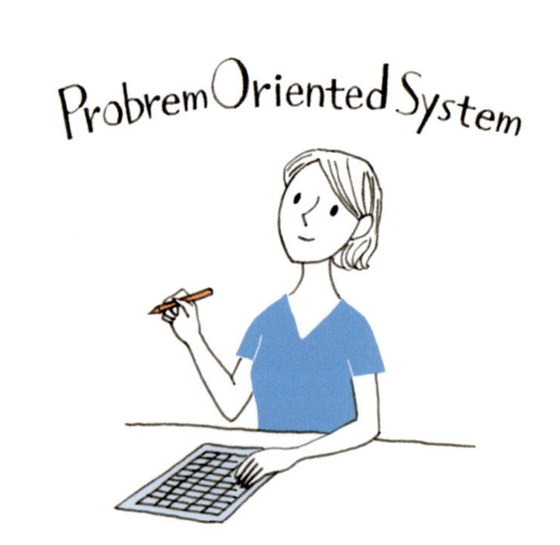

1）POSの構成要素

看護記録も現在はこの考え方が一般化されています．

看護記録用紙の名称は微妙に違っても，言いたいことはすべて一緒です．では，POSにはどのような構成要素があるか，学会が示している種類をもとに，看護師が書いている記録用紙と比較しながら説明しましょう（表1）．

●表1　POSの構成要素

基礎データ（data base）	患者の主訴・現病歴・既往歴・現在の症状・検査データ（痛み・しびれ・発熱・胸が苦しい・腹痛・下痢）
問題リスト（problem list）	基礎データの項目から問題を数点あげて，優先度が高い順に＃（ナンバー）を＃1・＃2のように付ける ＃1は「ナンバーワン」と読みます．＃は，現在では「ハッシュタグ」と読んだりしていますね．ちなみにシャープ記号は横線が右肩上がりで「♯」です．間違えないようにしましょう．
初期計画（initial plan）	患者の問題点に合わせてOP（観察）・TP（援助）・EP（指導）計画を作成する（p.103参照）
経過記録（progress note）	叙述式記録（narrative note）（p.105，106参照） 問題点ごとにS（主観的データ）・O（客観的データ）・A（アセスメント）・P（プラン）に沿って記載する 経過一覧表（flow sheet）（p.105参照） ルーティンのケア，清拭，創部の処置，褥瘡，疼痛，血糖値など，観察項目を一覧表に記入する POSの基本は経過記録を問題点ごとにSOAPで書くことです．経時記録（時間を追って行ったことを羅列して書いていくこと）とはまったく違うことを念頭においてください．
要約記録（summary）	サマリーには，中間サマリー，退院時サマリーがある．サマリーを書く目的をはっきりさせる ・外来通院か，転院か，入院が長引いているためのサマリーか ・読んで理解できる記録にする ・簡潔明瞭に記述する．図表を入れてもよい ・SOAP記録にこだわらずに箇条書きにする ・解決していない問題を記述する

これらはすべての医療従事者が患者さんにケアした内容を，この構成要素を念頭においてカルテに記載するようになっています．
この内容を受けて，看護学生が受け持ち患者さんのカルテに記載する場合（学生は直接電子カルテには記載できません）の考え方を，各学校の記録用紙を念頭において説明します

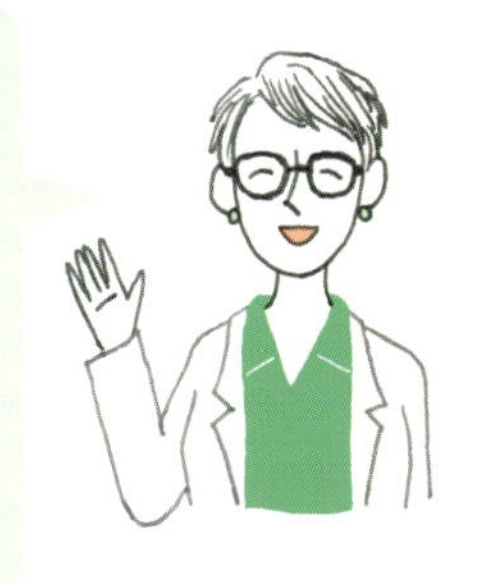

2）データベース（data base）の考え方

「データベース」とはよく聞く言葉です．パソコン上で整理・統合されたデータについて使用しやすく，また検索できるように電子的に保存されている形式のことになります．

たとえば，患者のID番号を電子カルテに入力すると，内科や外科の治療履歴や処方されている薬剤を確認することができます．

このように患者個人のID番号を入力すると，パソコン上でデータを整理・統合してくれるということです．

また，電子カルテには一人の患者に対し，さまざまな職種（医師や看護師・薬剤師・理学療法士・ケースワーカなどの専門職）が，毎日どのようなかかわり方をしたか「時間・ケア・検査・指導」などを記載します．

データベース化されているため，必要項目を入力すれば過去にどのような治療を受けていたか共有できるようになっています．

また，他院の紹介状をもとに受診する場合，前の病院でどのような検査・治療をしていたかが記載された紹介状とCD-ROM（compact disc read only memory）を持参し受診します．CD-ROMは書き込み・消去の両方ができない再生専用型のディスクですから，紹介時にはよく使用されます．

では，看護学校で使用する実習記録にしたがって POSがどのように連動しているか説明します．記録用紙の名称には違いがありますが，一般的に使用されている名称にしています（表2）

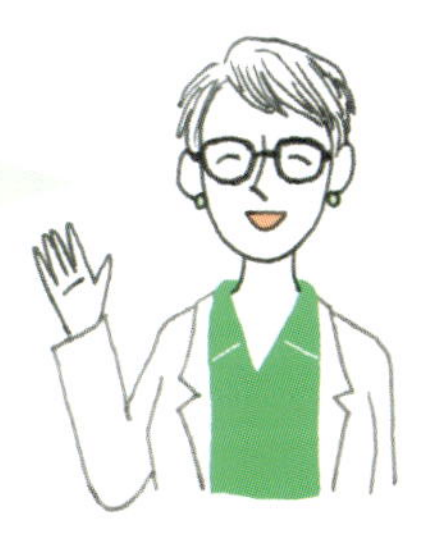

●表2　記録用紙の種類と内容

情報収集用紙	・患者の氏名・年齢・性別・住所・電話番号・保険の種類・患者背景を記載する ・主訴・現病歴・入院までの経過を記載する ・患者の一般状態の情報は，ヘンダーソンの基本的欲求14項目（第Ⅲ章p.43）の視点で必要なデータを集める 呼吸・飲食・排泄・姿勢・休息/睡眠・衣服の着脱/選択・体温・清潔・環境/危険・意思伝達・宗教・仕事/職業・レクリエーション・学習
アセスメント用紙	・3段階に分けて書く ①年齢・性別・病名（疾患）・入院までの経過を簡潔に書く ②疾患に関係する症状・検査データなどを簡潔に書く ③①と②から患者に対してどのようなケアが良いかを短く書く ・ヘンダーソンの14項目のなかで，呼吸・飲食・排泄・姿勢・休息/睡眠・衣服の着脱/選択・体温・清潔は誰にでも必要な内容である．まず，この内容のデータをまとめてアセスメントするとよい ・その他の項目のなかで，患者の特徴的なデータはその次の段落でまとめるとよい
問題点	・患者の問題点を記載する 例：○○のようなデータや症状があるので△△をする必要がある
患者目標	・問題点の「○○をする必要がある」に対し，△△をどのように考えて実行していくか，患者と相談して患者自身が行えるように，患者を主語において記載する 例：○月○日頃までに△△ができるようになる
援助計画	・看護師が行う援助内容を患者目標に沿い，POSに基づいて，OP（観察計画）・TP（援助計画）・EP（教育・指導計画）ごとに記載する
経過記録用紙	・毎日患者目標の援助計画に沿ってSOAP形式で記載する ・患者にケアを行った経過を記録し，患者目標がどこまで到達したかを基準に記録する 例：『○月○日頃までに△△ができるようになる』と患者目標を作成

しているが，なぜ目標が○月○日までに到達しなかったのか，目標レベルが高かったのか，アセスメントのなかで分析して，レベルを下げたほうがよいのか患者と相談してプランを変更する

SOAPの記録内容
S　主観的データ（subjective data）
・患者が感じている主観的情報
・患者が訴えている自覚症状
O　客観的データ（objective data）
・患者目標に沿い様子・表情・態度を観察したまま書く
・判断・解釈を含めてはならない．それらを含めるとアセスメントになってしまうので注意する
・医師や看護師，メディカルスタッフが情報として取り出す
A　アセスメント（assessment）
・患者目標（OP・TP・EP）に対して，SとOデータからどの程度まで到達したか，なぜ到達できなかったか考察する
・プランの修正・追加が必要かを評価，考察する
P　プラン（plan）
・アセスメントの結果から，患者目標を修正するのか，そのまま続けるのかを書く．目標を修正する場合は修正文を書く．継続する場合は「続行」と書く

3）アセスメントの考え方と視点

みなさんが，患者記録で最初に迷ってしまうのがアセスメントのように思います．

「何が一番難しいと思うのか？」．学生さんを指導していて思うことは，患者さんの病気の病態生理であろうかと思います．

人体の構造や臓器のはたらき・血管や神経の作用などで困っている学生さんをよく見かけます．焦らず自分の患者さんの疾患についてしっかり勉強しましょう．

＊

まずは最初の臨地実習で受け持った患者さんの病気を徹底的に学んでください．その学習のなかで，人間の臓器のはたらき・血液の検査値・神経のはたらきなどを必ず覚えてしまいましょう．それが

基本です．そのことは，医師の治療計画を学ぶことにもつながります．

治療方法を理解できないと患者さんの問題点の理解に結びつきません．

次の臨地実習で受け持つ患者さんの学習にも自然とつながります．

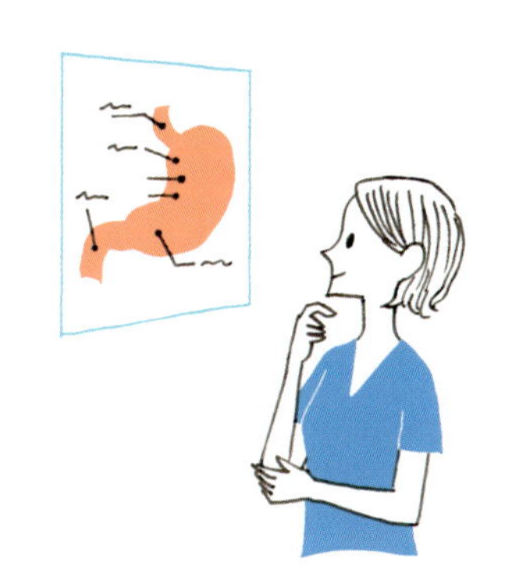

このような実習をくり返しながら知識が増えていくことになりますので，焦らずコツコツと努力しましょう

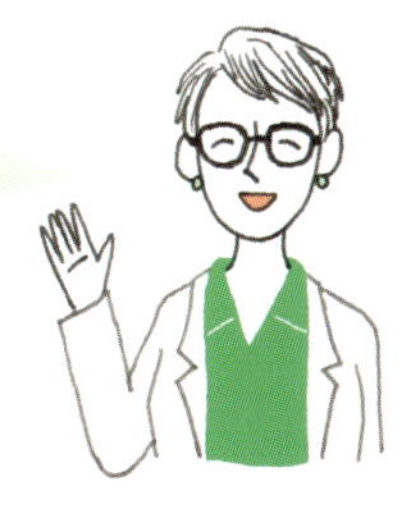

受け持ち患者さんのアセスメントにおける取り組み方と考え方

①年齢・性別を確認する

・年齢を確認する場合，一般的な年齢水準と比較してみてください
（60歳にしては若くみえる？　老けてみえる等）

②疾患名を確認し，臓器のはたらきを確認する

・右下腿骨折の患者さんであれば，解剖学や生理学の本を用いて，右下腿の骨を中心に神経・血管の流れを確認します
（必ず臨地実習時は病態生理を確認しながら勉強する習慣をつけてください．このような学習を臨地実習時は習慣化させてください）

③血液検査の結果を確認する

・血液データの基準値は，しっかり暗記すること（必須条件です）
・成人，小児等発達段階により基準値が違いますから，受け持ちの患者さんの年齢などを参考にすることをおすすめします

アセスメントの書き方（考え方・順序）

①年齢・性別・病名・主訴

いつからどのような状態になり，今はどの部分にどのような痛みや，いつもとは違う違和感があるか

例：60 歳男性，右下腿骨複雑骨折で手術目的のため入院．入院は初めて．建設現場の監督をしており，足場の 3 階から足を踏み外した．新人大工を指導している最中で不注意だったと反省している．そのため，できるだけ早く現場に戻りたいという希望がある．

②医学診断名における疾患の一般状態，検査や血液データ，患者の主訴を結びつけ文章化

例：右下腿複雑骨折部位の X 線撮影の結果では，腓骨部分 2 箇所に骨折が認められる．血液データや他の臓器などの損傷は認められない．右上肢内出血が広範囲にみられているが，骨折はしていない．血液データは，ほぼ基準値．午後緊急の手術になる．

③①②の結果から，患者の希望を入れながらどのようなケア計画をどのようにするか

例：上肢にはケガがないため，ベッド上の生活が数日続く．そのため日常生活全般にわたりどのようになるか説明しながら，患者の状態に合わせて計画する．

アセスメントの考え方①～③のパターンに沿って例を書きました．実際のアセスメントは上記内容について，次のように段落ごと（3つの段落にわけて）に書きます．この書き方はどの実習領域でも同じで，領域実習の疾患名が変化するだけになります．

60歳男性，右下腿骨複雑骨折で手術目的のため入院．入院は初めて．建設現場の監督をしており，足場の3階から足を踏み外した．新人大工を指導している最中で不注意だったと反省している．そのため，できるだけ早く現場に戻りたいという希望がある．

右下腿複雑骨折部位のX線撮影の結果では，腓骨部分2箇所に骨折が認められる．血液データや他の臓器などの損傷は認められない．右上肢内出血が広範囲にみられているが，骨折はしていない．血液データは，ほぼ基準値．午後緊急の手術になる．

上肢にはケガがないため，ベッド上の生活が数日続く．そのため日常生活全般にわたりどのようになるか説明しながら，患者の状態に合わせて計画する．

アセスメントとは，患者さんが今苦しんでいる疾患のデータを読みこむことです．

患者さんの病気を理解することにもつながります．日常生活のなかで何に注意し，患者さん自身で努力していかなければならないかを導き出すことができ，その考えを文章化することになります．

第VI章でヘンダーソンの14項目「主観的・客観的データ」について，患者さんのインタビュー時のヒントを示しました（p.76）.「主観的データ」は患者さんの言葉などで表現されること．その状態を観察する内容は「客観的データ」です．
この客観的データを観察できなければデータは収集できません．そのため，第I章では自己のパフォーマンスを，第II章では，人の行動の表現の仕方を，第III章では人を観察するときの基本を説明してきています．これらを使い「アセスメント」を導き出していきます

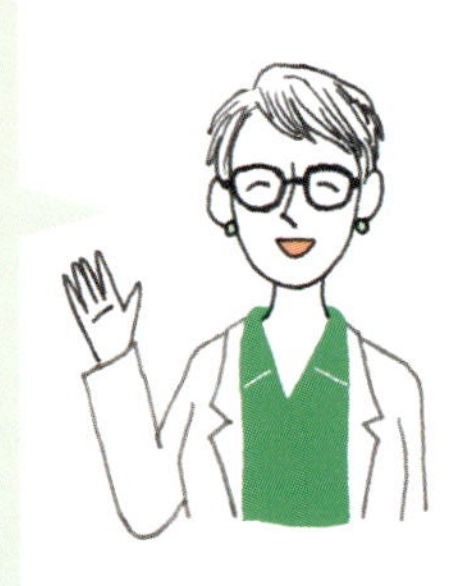

ここでは，再度ヘンダーソンの「基本的欲求」14項目の視点の要点だけを抽出しています（表3）．

最も大切なことは，患者さんの様子を客観的に観察できる見方と検査データや画像等の分析力です．

それらを身につけるために，自身の日常生活のなかで刻々と変化している自分の体の様子を客観的に見る習慣を身につけ分析力を養いましょう．自分の体の変化を感じられない人は，患者さんと話している内容や表情・態度から客観的に観察できる目は養えません．

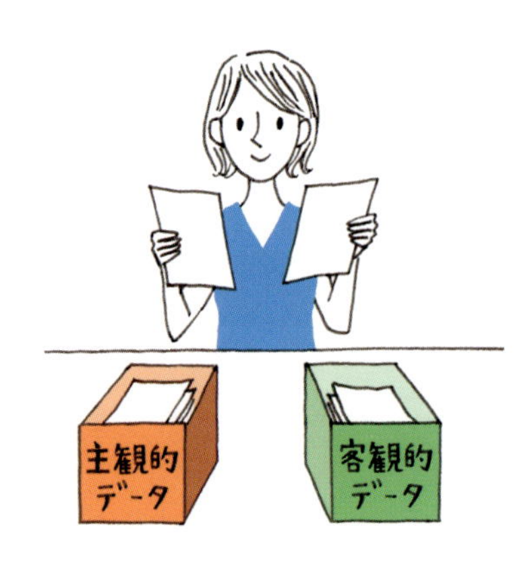

●表３　ヘンダーソンの「看護の基本となるもの」14 項目「主観的・客観的データ」の収集ヒント

項目	主観的データ	客観的データ
1 呼吸	・本人の訴え	・呼吸（回数，リズム，深さ），呼吸音，チアノーゼの有無，喘鳴の有無と程度，排痰の有無と喀出状態 ・血液検査，各種画像検査の結果
2 飲食	・食事は３食食べているか ・足や手がむくむときがあるか ・お腹がはったりするか ・のどが渇くか	・身長，体重，BMI，体格（皮下脂肪），腹囲 ・臨床検査の結果 ・排泄量と水分摂取量 ・体重の増減
3 排泄	・1 日の排尿回数，量，性状 ・夜中は排尿に何回くらい行くか ・排便の回数，量，性状，時間 ・便秘気味か，痛みやお腹が張っている感じはあるか	・排尿回数，排尿の間隔 ・尿の色・性状 ・尿失禁の有無と程度 ・排便の回数 ・下痢の回数
4 姿勢	・歩くとき前よりゆっくりになったか ・1 日 1 回外出しているか ・移動や移乗，歩行中に転ぶことはあるか ・めまいや立ちくらみがあるか ・整容，摂食，清潔，排泄は一人でできるか ・足や手の違和感や痛みがあるか	・活動やセルフケアに対する意欲，表情 ・歩行の安定性，ふらつきはないか ・家族や支えになっている人や親しい人からみた，患者の活動状態に対する印象 ・洗面所，台所，浴槽，トイレは自力で使えているか ・衣服の着脱ができるか ・道具や物品類は使えるか
5 休息／睡眠	・寝つきは良いほうか ・入眠時薬物，宗教の儀式などの有無 ・熟睡感はあるか，夢はみるか，夜間・早朝の覚醒の有無 ・眠りが足りない，疲れているという訴えの有無	・夜間の睡眠状態 ・継続した睡眠がとれているか ・病室の騒音，採光，日光，温度，湿度 ・薬物療法の有無 ・アルコール摂取の有無 ・急性の混乱，幻覚やせん妄，認知症の有無

項目	主観的データ	客観的データ
6 衣服の着脱／選択	・四肢の痛みや知覚障害があるか ・顔や手足など体を自分で洗えるか	・認知症・精神障害の有無 ・筋・骨格系や神経筋に疼痛の有無 ・知覚障害の有無
7 体温	・寒い，暑いを感じるか ・体熱感や四肢末梢の冷感を感じているか ・体温調節の知識があるか	・バイタルサイン（体温，脈拍数，呼吸数，血圧） ・顔色（蒼白，紅潮），発汗，ふるえの有無 ・衣類・寝具を利用した体温調節の様子
8 清潔	・毎日髪をとかす，歯磨きをする，お風呂に入る，排泄を行っているか	・洗面所，台所，浴槽，トイレを自力で使えるか
9 環境／危険	・転んだり，つまずいたりするか ・見えないときがあるか ・テーブルや机があることに気がつかないときがあるか	・周囲の注意の払い方，患側への注意の払い方 ・患側（半側）からの視覚刺激に気づいて避けられるか
10 意思伝達	・自身の健康や病気に対する感じ方 ・処方されている薬の理解度 ・今一番つらいこと（痛み・不快なこと・いつもと違う症状） ・何時頃から症状が現れたか ・健康のために意識していることは何か ・日常生活で困った経験があるか ・話すこと，聴くことの内容の理解度	・態度，行動，気分，外観，身体の動き ・患者の話し方，態度 ・体の動かし方，疼痛を避けたりかばう体位をとるか ・人への対応の仕方，身振り（手足の動きなど） ・感覚器（視覚，聴覚，触覚，運動覚）の障害の有無 ・無表情，無関心か．相手に伝わらずにいらいらしている様子か
11 宗教	・悲嘆，喪失，無力感，抑うつ，怒り ・希望の喪失，劣等感，無力感，絶望感，挫折感，失敗，孤独感，失望 ・身体の変化や喪失に対する先入観	・決断を下せず，依存的傾向を示すか ・自分の感情を表現することができないか ・身体の喪失，身体の形態や機能の変化に触れたり見ようとしないことがあるか

項目	主観的データ	客観的データ
12 仕事／職業	・患者の健康状態に対する介護者の思い ・介護者・介助者に対する患者の思い ・親（養育者）の子どもに対する思い ・自分の家族をどう感じているかなど，家族への思いや考え方	・患者と介護者のコミュニケーションの様子 ・介護者・介助者に対する患者の対応の様子 ・介護・介助にあたっての問題点の有無 ・子どもの親（養育者）に対する態度 ・親の子どもに対する様子
13 レクリエーション	子ども ・日常の楽しみ（好きな遊び，やりたいことなど） ・食欲の有無（好きな食べ物） ・将来の希望（なりたい職業，どんな暮らしがしたいか） 親 ・子どもの成長，愛情について感じ方 ・平均的な1日の生活 ・経済状況 ・食生活の状況	子ども ・年齢（月齢），身長，体重（BMI，ローレル指数，カウプ指数，身体計測値との比較） ・発達水準と比較した成長の度合 ・あざなど傷の有無 ・身体障害の有無（運動機能など） ・食事，排泄などのセルフケアの確立 ・コミュニケーションの特徴（会話，非言語的コミュニケーションの様子） 親 ・年齢，家族構成 ・身体障害の有無 ・精神状態（落ち着き，困惑など）や精神障害の有無，子どもへの態度（虐待の可能性の有無） ・薬物乱用の有無
14 学習	・勉強に対する意欲や知識欲 ・過去に従事していた仕事や得意だったこと，経験を積んだことに対する記憶 ・それらについての現在の能力	・仕事に生かすための挑戦や努力のあり方

古橋洋子：NEW 実践！看護診断を導く情報収集・アセスメント，第7版，Gakken，2022 を参考に作成

4）問題点の表現方法

患者さんの問題点とは，「何で入院してしまったのか？」です．患者さんが自覚しているだろうと思います．「早く退院するためには，何をどのように努力すれば良いか」ということです．

それが導き出されていないと，患者さんの問題点を看護師（学生）が押しつけてしまう形になります．

これでは患者さんは治療に専念しようと思わないです．「看護師に言われたから…」と，人のせいにしてしまいがちです．そのようにならないために，しっかり患者さんが問題意識を自覚するよう進めることが大切です．

〈事例〉

- 60 歳の男性．仕事中に右下腿骨折をして入院
- 早く仕事に戻りたいので自分でできることは自分で行いたいと話している
- 今一番大変なことは排泄時一人でトイレまで行けないことと話している

患者と話し合いの結果

- 車椅子でトイレに行き排泄ができるようになりたい
- 骨折で歩けないので，車椅子でトイレに行き排泄が一人でできるようになりたい

問題点の書き方のヒント

「○○のため○○ができない，○○を使い○○ができるようになる」

患者の問題点

下肢の骨折でトイレに行くことができないため，車椅子でトイレ移動が自分でできるようにする

問題点の書き方のヒントの○○の中を，患者さんが今必要としていることの要点を絞りながら，患者さんと相談して作成するようにしてください

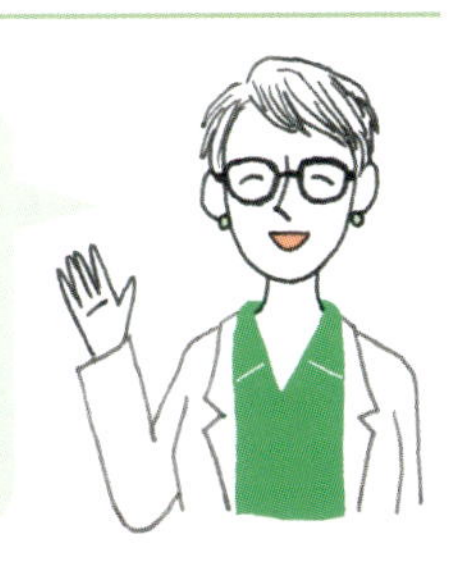

2. 看護ケアの考え方

1）問題点から患者目標の考え方と書き方

上記事例の「患者の問題点」は，下肢の骨折でトイレに一人で行きたいのに行けないことです．患者さんは一人でトイレに行きたいという希望がありますので，その希望を患者目標にすることにして考えてみましょう．

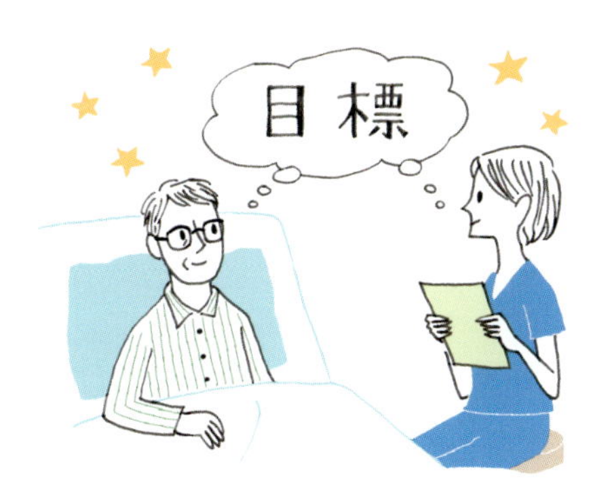

＊

患者目標を表現するときには「いつまでに○○ができる」と，言い切ります．

例：12 月 5 日頃までに車椅子でトイレに行ける

このように表現することで，現時点での問題点や達成できた目標について患者さん自身が「ここまでできるようになった」などと自覚できます．

そのため，患者さん自身が測定可能な表現方法にすることが大切です．この表現方法は，患者さんが早く回復し退院できるための，実行可能な言葉の使い方です．

コラム

ブルームの分類法

米国の教育心理学者ベンジャミン・ブルーム（Benjamin Bloom）が1956 年に提唱した表現法について，要点を簡潔に示しました．現在では文部科学省でも推奨しており，看護教育の演習内容の評価でも使用されています．

3 つの領域	具体的な表現方法の例
認知（物事を知ること）	説明する・比較する・分析する・使える
情意（意思）	はじめる・たずねる・反応する・参加する
精神運動（行うこと）	実施する・まねをする・触れてみる・工夫する

患者目標の設定で大切なことは，必ず患者さんと一緒に相談して，患者さんが能動的に「○○のように行う」などと作りあげていけるようにすることです．そして，毎日「ここまでできましたね」と，勇気づけ一緒に喜んでいくことがポイントです

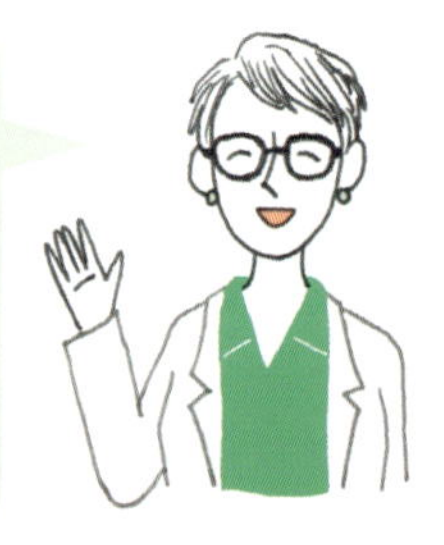

2）患者目標に合わせたケア方法の書き方

患者目標について患者さんと共に考えて作成しました．

今度は看護学生の立場でどのようなケアの方法が良いのか考えます．そのときの考え方の基本は，POSで提唱している内容（表4）で表現することです．

●表4　OP（観察計画）・TP（援助計画）・EP（指導計画）

OP（observational plan：観察計画）	観察する内容
TP（treatment plan：援助計画）	援助する内容
EP（educational plan：教育計画）	教育・指導する内容

上記までの例で考えてみましょう（表5）．

書く場合にはOP（観察計画）→TP（援助計画）→EP（指導計画）の順番に書きます（表4）．計画内容は短く観察可能な表現にします．一文ずつ書くようにしないと，看護記録の記載時に評価しにくくなりますので，注意しましょう．

●表5　患者目標「12月5日ころまでに車椅子でトイレに行ける」に対するOP・TP・EP

OP（観察）	・ベッドから降りられるか ・ベッドの横に立てるか ・車椅子の手すりをつかめるか ・車椅子に腰かけられるか
TP（援助）	・車椅子のストッパーをかける ・脚台をたたむ ・患者がふらつかないように横に立つ（あるいは前に立つ） ・場合によっては，腕を両腋下に通して背中に回し，抱きかかえる ・患者が車椅子に腰かけるのを介助する
EP（指導）	・患者は自分で行動しようとしているか ・自分でできるところは行えるか

3. ケア後のカルテの書き方
（実習記録は今日の患者援助の実際）

1）POS のシステムで書く

医療職は，POS のシステムに則り記録を書きます．その場合，患者の問題点から患者目標を患者さんとともに考えてその目標に向かってケア計画を立案し実施します．

そのときの援助内容が患者さんの状態の進展に一致しているか考えます．

＊

患者の状態と患者目標にずれが生じていることがあります．それは「患者目標」が患者さんの現在に合っていないときに見られます．その原因は，現在の患者の状態に対して「目標が高いレベルであった」または「レベルが低すぎて目標を追い抜いてしまい，目標が後追いになってしまった」になります．

これは，患者の状態のアセスメントが十分でなかったという結果でもあります．私たちは，患者さん個々の性格的な面において，たとえば「消極的な方か，積極的で何らかの目標をもっている方か」など，ケアをしながら徐々に理解していくことになります．そのため，患者さんの様子を見ながら分析し，その患者さんにあったプランを共に考えて変更していくことになります．

以上のような内容は，毎日のケアの結果，徐々に理解できるようになります．必ず患者目標を具体的に検討しながら「今日援助した内容」を記録するように心がけましょう

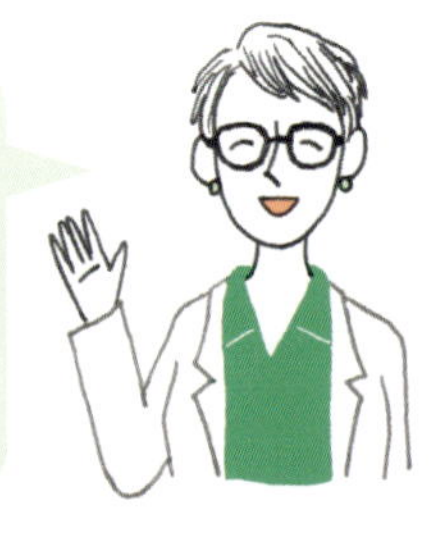

2）経過記録の「叙述式記録（narrative note）」と「経過一覧表（flow sheet）」の違い

POSシステムの経過記録には2種類の記録形式があります．「叙述式記録（narrative note）」と「経過一覧表（flow sheet）」です．看護界では，叙述式記録という表現より「経過記録」と呼んでいることのほうが多いように思います．

叙述式記録では問題点に焦点をしぼり，必ず「患者目標」を確認し「OP（観察計画）・TP（援助計画）・EP（教育計画）」を実施した後に書きます（表6）．

●表6　SOAPの記録内容

S	主観的データ（subjective data）	・患者が感じている主観的情報 ・患者が訴えている自覚症状 ・看護師が意図的にインタビューした内容も含む
O	客観的データ（objective data）	・一般状態・診察所見・バイタルサイン・検査データなどの数値や客観的な情報 ・様子・表情・態度を観察したまま書く ・判断・解釈を含めてはならない．それらを含めるとアセスメントになってしまうので注意する ・医師や看護師，メディカルスタッフが情報として取り出す
A	アセスメント（assessment）	・SとOを解釈・分析・統合して評価し，考察する ・患者目標に対して，OP・TP・EPがどの程度まで到達したか考察する ・プランの修正・追加が必要かを評価，考察する
P	プラン（plan）	・SOAを受けて問題解決のためのプランを記載する ・継続する場合は「プラン続行」と書く

3）経過一覧表（flow sheet，表7）とは

経過一覧表とは，患者の一般状態に合わせて観察項目を決めてチェックリスト的に記入することです．

たとえば，ルーティンで行う口腔ケア・清拭・褥瘡・疼痛の種類・血糖値などのチェックがあります．

●表 7　経過一覧表〈例〉

項目		12/3	12/4	12/5	12/6	12/7	12/9
呼吸	SpO_2						
	喘鳴						
	チアノーゼ						
浮腫	体重						
	圧痕						
	部位						

古橋洋子：すぐに役立つ実践スタンダードケアプラン，Gakken，2013 を参考に作成

4）経過記録の「叙述式記録（narrative note）」の書き方

患者さんの記録を毎日記載しますが，必ず「患者目標」を確認してください．

患者目標は患者さんの頭には必ず入っているものと私たちは思ってしまいがちです．しかし，患者さんからすると，「今，自分でできることをやればいいんでしょう！」と，勝手に思っている場合があります．

たとえば，看護師から「骨折しているので下肢に力をまだ入れてはいけない」と注意されていても，患者さんはついついこれまでのように力を入れてしまいがちです．

そのようなことが起きないようにするために，必ず「患者目標」を毎日確認してから経過記録（実習記録）を書くようにしてください．

*

これまでの事例に即して「患者目標」から「OP・TP・EP」を再度一覧表にしました．これを確認して看護ケアを実際に行ったつもりで書いてみましょう．

表 8　患者目標「12 月 5 日ころまでに車椅子でトイレに行ける」に対する OP・TP・EP

OP（観察）	・ベッドから降りられるか ・ベッドの横に立てるか ・車椅子の手すりをつかめるか ・車椅子に腰かけられるか
TP（援助）	・車椅子のストッパーをかける ・脚台をたたむ ・患者がふらつかないように横に立つ（あるいは前に立つ） ・場合によっては，腕を両腋下を通して背中に回し，抱きかかえる ・患者が車椅子に腰かけるのを介助する
EP（指導）	・患者は自分で行動しようとしているか ・自分でできるところは行えるか

表 8 のような計画で今日，患者ケアが終わったら経過記録（叙述式記録）を書きます（表 9）.

SOAP と注意点

S：患者の話のなかから目標に沿った言葉を集約して内容を書く．患者が使った言葉をそのまま書くこと

O：患者の様子を見たままに書く．主観や判断を入れないこと

A：患者目標の内容に沿って S・O データを解釈しながら分析・統合し，評価・考察する．その日ケアして何を計画に追加する必要があるのか，自分の意見も入れる

P：本日の援助のアセスメントの結果，プランの修正や追加点を記載する．前日と同じプランであれば「続行する」という表現でもよい

● 表 9　SOAP に沿った経過記録の例

月日・時間	経過記録	サイン
12/3 14：20	S：「ベッドから降り立つことは簡単にできた．だけど車椅子の手すりをつかむとき，ふらつくね．看護師さんに助けてもらってやっと腰かけられた．まだまだ危ないな……」 O：ベッドからの起き上がりはベッド柵にゆっくりつかまり自分で行えた．ベッドの横に立つときはふらついている． A：ベッドから降りて立つときにまだふらついているため，車椅子乗車にはまだ援助が必要で，本人も助けてもらわないと危ないと自覚している．努力はしているため，目標はこのまま継続にして 12 月 5 日まで継続する． P：目標・プランは続行する．	古橋

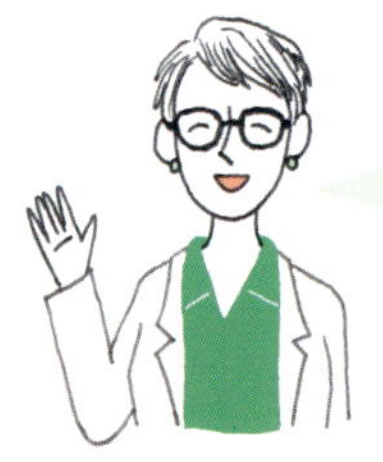

電子カルテでは，記録者の ID を入力してから電子カルテを開くので，記録終了後，登録された電子署名がサイン欄に表示されます

上記の例のような，毎日の記録を書くときは必ず「患者目標に対して，どのレベルまで到達していたか」5 段階評価を作り，記録します．

患者さんと一緒に確認しながら，たとえば「毎日トイレに 1 日 5 回行く．そのうちの 1 回は自分でふらつかず行えるようになる」などと，尺度を作成してみる方法も効果的です．

表 10 の尺度の例を参考にしてみてください．

患者目標

12 月 5 日ころまでに車椅子でトイレに行ける

●表 10　12 月 3 日患者目標の到達度評価

評価	行動しない	全面手助け必要	少し手助け必要	手を添えるのみ	できる
指標	1	2	3	4	5
ベッドの横に立てる			3		
車椅子の手すりを持てる			3		
車椅子へ移動する		2			
車椅子に腰かける		2			

Moorehead S ほか著，黒田祐子監訳：看護成果分類（NOC），原著第 5 版，p136，Elsevier，2015 を参考に作成

患者さんの目標設定やその達成度が見えてわかり，現状の把握が具体的になりますので，やる気が出るように思います．くり返しになりますが，目標の作成は患者さんと話し合って行うように努力してください．患者さんを励まし，勇気づけて行動ができるように巻き込んでいくことが大切です．

4. 病院で使用されているカルテ記録のいろいろ

病院で使用されている記録用紙にはさまざまありますが，学生として最も知っておく必要がある代表的なものを説明しておきます

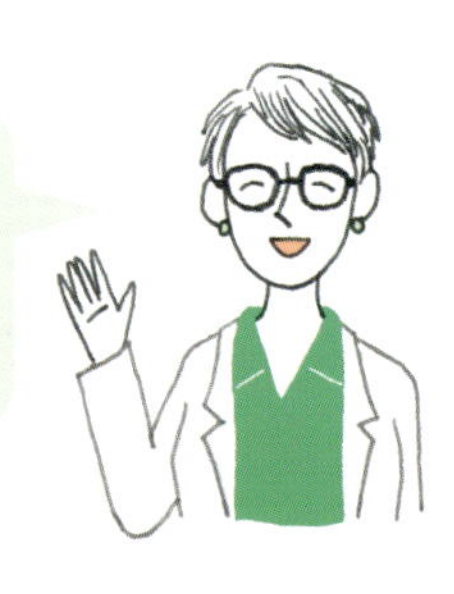

1) 経時記録

病院でよく聞く言葉のひとつに「経時記録」があります．

経時記録は，経過記録とよく間違えられます．

これまで説明してきたことは「経過記録」です．再度確認しますが，経過記録は患者の問題点に焦点を当て，実施した内容を「SOAP」の項目ごとに書いていくことでした．

「経時記録」は，時間に焦点を当てて書きます（表 11）．

要するに「患者の状態の変化に合わせて時間ごとに変化した症状・処置などを細かく書いていくことです．

経時記録では患者さんが急変して状態が悪化したようなときなどに行ったケアを，時間ごとに書いていきます．

たとえば，あってはいけないことですが，入院している患者さんがベッドから落ちてしまった，ということが起きたという想定で説明しましょう．

そのような場合，「どのような状態から落ちてしまったのか」その状態の変化を克明に記載していきます．

担当医に電話報告し，すぐ指示をあおぎ実施します．必ずその「医師名・報告時間・患者の状態内容，指示内容の実施時間」は明確に書く必要があります．

表11　経時記録の書き方

○時○○分：担当医（担当医に電話つながらない場合，対応した医師名を記載）に電話し，患者の状況・状態，報告内容を記載する．
○時○○分：○○医師から○○の指示を受け実施．患者の様子を目に映ったそのままを客観的に書く．
○時○○分：指示施行後，患者の様子を細かく記載する．

この「経時記録」は，たとえば後日不幸にして患者さんが亡くなられてしまった場合，そのときの対応に問題があったかなどについて医療事故の可能性を鑑み検証されるときに使われます．証拠になりますので，患者さんの記録類は，起こった状態を目に映ったまま正確かつ明確に書くことを心がけてください．

＊

ある病院で実際にあった事故です．翌日退院予定の54歳女性でした．夜間0時頃「ドーン」と音がして深夜勤の看護師が病棟に行くと，床頭台のドアが開いていて患者さんがベッドの横に倒れていました．頭から落ちたようですぐCT等の検査を行いましたが，脳内出血が原因で3日後に亡くなりました．

そのとき，床頭台のストッパーが掛けられておらず，患者さんが床頭台から何かを取ろうとして，ベッドに腹ばいになりドアが開いたその勢いで頭から落ちたことが，検証結果判明しました．

床頭台のストッパーの掛け忘れで患者さんが亡くなったという痛ましい事故が起きたのです．

われわれからすると，なぜこんなことが起きるのだろうと思うような思いがけないことが事故につながりますから，すべてにおいて細心の注意をはらい，環境等を整える必要があります．

医療職に携わり看護師になろうとしている実習生だからこそ学生時代にしっかり意識して身につけることが絶対必要です．われわれは人命を預かり，命を守る仕事であるということを忘れないように学習してください

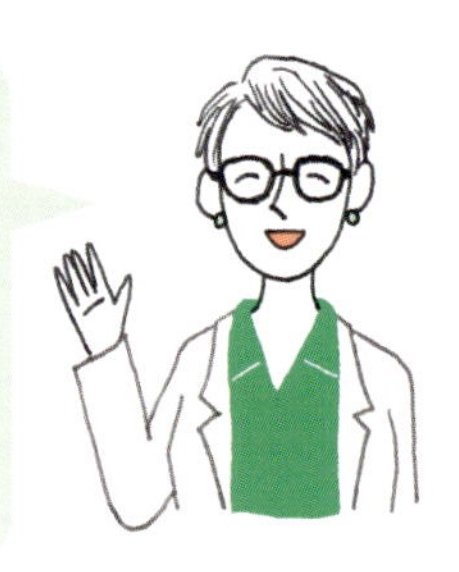

2）クリティカルパス利用時の記載方法

厚生労働省は「クリティカルパスとは，良質な医療を効率的，かつ安全，適正に提供するための手段として開発された診療計画表である．もともとは1950年代米国の工業界で導入されはじめ，1980年代に米国の医療界で使われだした後，1990年代に日本の医療機関においても一部導入された考え方である．診療の標準化，根拠に基づく医療の実施（EBM），インフォームドコンセントの充実，業務の改善，チーム医療の向上などの効果が期待されている」と提言しています．

この提言を受け各病院では，地域連携を視野に入れて急性期病院から回復期病院を経て早期に自宅に帰れるような診療計画表を作成しています．要するに，急性期病院の「院内クリティカルパス」→「回復期リハビリテーション病院の地域連携クリティカルパス」が，現在では多く活用されています．

このようにクリティカルパスが活用されている病院では，その病院や連携する施設と電子カルテを使用しながら連携を深めています．そのため，看護記録に関しては一概に述べることができません．臨地実習に行った病院で学び，知識を深めてください．

5. 医療者が書く患者記録一式は，医療事故や監査のときの証拠になる

1）看護倫理

看護学の授業で「看護倫理（nursing ethics）」を学ぶチャンスがあると思います．

われわれ看護師は「医の倫理」に準ずる「看護倫理」を必ず学ぶ必要があります．ナイチンゲールの精神が，ICN（International Council of Nurses）の倫理綱領に生きており，「ナースの第一義的な責任は看護を必要としている人々に対して存在する」と記載されています．これは専門職である看護師の基本精神です．看護師がとるべき行動の目的は「患者さんのため」です．

2）医療事故と医療過誤

1）の基本の理念に則りながら考えると「医療事故」や「医療過誤」は同じような言葉で混同してしまいそうです．しかし，「医療事故」の中に「医療過誤」が含まれており，事故の要因により「過誤」と「事故」に区別されます．「医療事故」ついては，法律で規定されています．

「医療過誤（malpractice）」とは，医療関係者の過失に由来するもので，医療上の問題です．患者の権利の侵害がある（健康権・生命権・生活権）損害の発生・医療者側の過失・過失と発生した損害の間に因果関係があることです．

医療事故とは，「医療従事者が提供した医療に起因または起因することが疑われるすべての人身事故」のことで，医療従事者の過失によるもの（医療過誤），合併症や偶発症，不可抗力，システムエラーによるものも含みます．

以上のように，医療職は患者さんの健康回復のために一丸となる

必要があります．特に看護師は24時間，患者に接してケアにあたります．他の医療職より長時間昼夜問わず接していますので，一番医療過誤に遭遇しやすい環境になります．

＊

ある総合病院で実際にあった話です．

ある看護学生が，新型コロナウイルス感染症流行の影響で病院実習がほぼできない状態で卒業しました．4月に看護師として入職し3か月が過ぎたころ，初めて一人で患者さんを受け持ち，退院の日を迎えました．

患者さんが荷物を片付けているとき「ここに置いておいた入れ歯を入れたコップがない」と言います．看護師が「どんな色ですか？　ガラスですか？　プラスチックですか？」などと聞きながら，一生懸命探しました．しかし，見つかりませんでした．患者さんからは「探しておいてください」と言われ，患者さんは退院されたそうです．

退院の経過を「カルテ」に記載しようと思ったときに，その患者さんから電話が入り，「コップありました．コップの中に入れている入れ歯を探していたのですが，自分の口の中に入れ歯がありました．すみませんでした」ということでした．

看護師長と一緒にコップを探し続けていた新人看護師は，患者さんを疑うわけではありませんでしたが，「もしかしたら入れ歯はすでにはめているかもしれない」と心の中では思っていたということです．やはり勇気をもって確認するべきだったと反省していました．

これは一見，些細な出来事で笑い話のようですが，ちょっとしたことで患者さんの気持ちを考えず疑ったりする言葉を使ったりすると，問題が起きる可能性があります．それらをしっかり自覚し学習しましょう

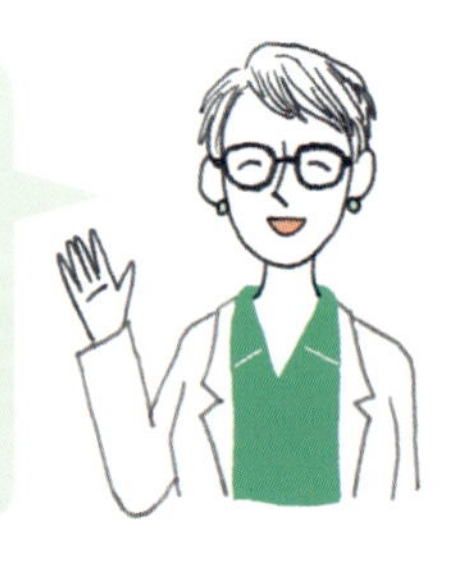

索引

数字・欧文

あ行

か行

さ行

た行

な行

は行

ま行

や行

ら行

看護学生のための
臨地実習スイスイのりきりガイド

2024年10月14日　初版　第1刷発行

著　者　古橋　洋子（ふるはし　ようこ）
発行人　小袋　朋子
編集人　木下　和治

発行所　株式会社Gakken
〒141-8416 東京都品川区西五反田2-11-8

印刷・製本　TOPPAN株式会社

この本に関する各種お問い合わせ先
●本の内容については，下記サイトのお問い合わせフォームよりお願いします．
https://www.corp-gakken.co.jp/contact/
●在庫についてはTel 03-6431-1234(営業部)
●不良品(落丁，乱丁)についてはTel 0570-000577
学研業務センター
〒354-0045　埼玉県入間郡三芳町上富279-1
●上記以外のお問い合わせはTel 0570-056-710(学研グループ総合案内)